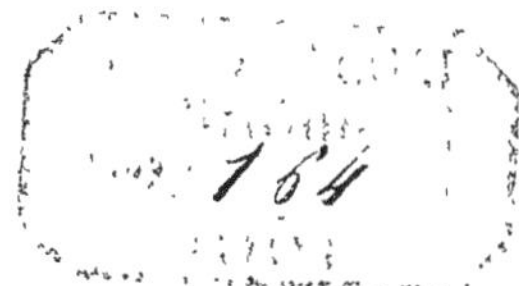

Étude clinique

DES

FORMES UNILATÉRALES

DE LA

Paralysie agitante

PAR LE

Dᵣ Louis MICHAUD

LYON

ASSOCIATION TYPOGRAPHIQUE

Rue de la Barre, 12. — F. PLAN, Directeur

1901

Étude clinique

DES

FORMES UNILATÉRALES

DE LA

Paralysie agitante

PAR LE

Dʳ Louis MICHAUD

LYON

ASSOCIATION TYPOGRAPHIQUE

Rue de la Barre, 12. — *F. PLAN, Directeur*

1901

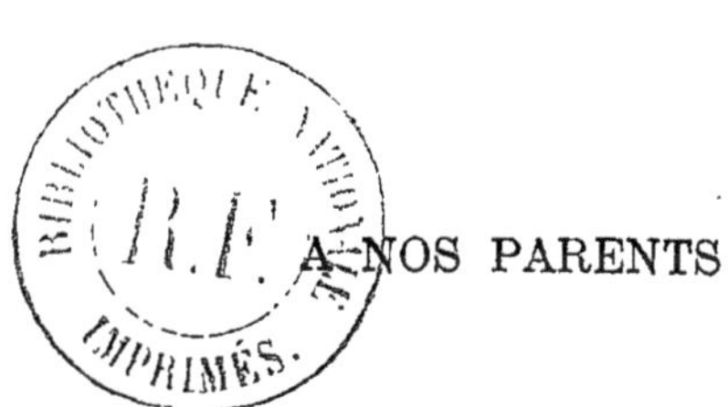

A NOS PARENTS

A NOS AMIS

PRÉFACE

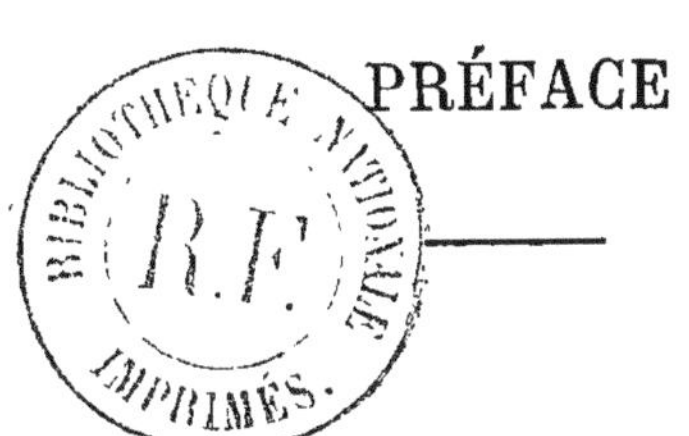

Qu'il nous soit permis au début de ce travail, de remercier bien sincèrement tous ceux qui nous ont aidé et soutenu pendant le cours de nos études.

Notre première pensée est pour nos parents. Que notre mère, si aimante et si devouée reçoive ici l'assurance de notre profonde gratitude et de notre entière reconnaissance.

C'est à notre père que revient l'idée de notre carrière, nous sommes heureux aujourd'hui de l'en remercier.

Nous prions M. le Prof. Lépine, d'agréer nos remerciements pour l'accueil bienveillant qu'il nous a toujours fait, pour l'intérêt qu'il nous a toujours témoigné, pour l'obligeance avec laquelle il a mis à notre disposition les nombreuses ressources de son service et pour l'honneur qu'il nous fait en voulant bien accepter la présidence de cette thèse. Son enseignement magistral au lit du malade, ses savantes leçons cliniques en ont fait notre maître préféré, nous ne l'oublierons jamais.

M. le Dr Lyonnet, médecin des hôpitaux a été pour nous, non seulement un maître, un conseiller, mais un ami. Il ne nous a ménagé ni son temps, ni ses peines et après nous avoir toujours accueilli avec une extrême amabilité, il a bien voulu nous donner notre sujet de thèse. Comment nous acquitter envers lui! Nous pouvons l'assurer publiquement de notre profonde gratitude.

Nous adressons également l'expression sincère de notre reconnaissance à M. le Prof. agrégé Lannois, qui, après nous avoir prodigué ses soins, a bien voulu nous communiquer ses observations.

Que tous nos maîtres des hôpitaux et de la Faculté, et particulièrement MM. les Dr Collet, Polosson, Nové-Josserand, reçoivent ici nos meilleurs remerciements. Les bonnes leçons puisées à leur école, nous rappelleront toujours leur bonté et leur dévouement.

M. le Dr Deflassieux, de Roussillon, nous a jugé digne de lui succéder, nous en sommes fier et l'en remercions de tout cœur.

A tous nos parents, à tous nos amis, à tous ceux enfin qui, de près ou de loin, se sont intéressés à nous : merci!

INTRODUCTION

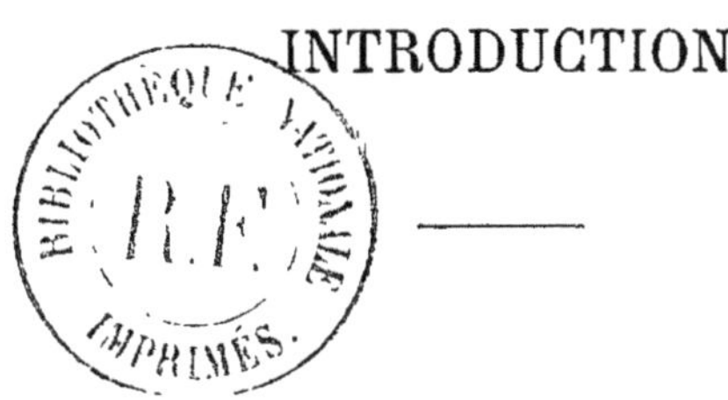

Durant nos études médicales il nous a été donné souvent d'avoir à observer des maladies de Parkinson. L'attitude classique du malade, la nature du tremble-ment en rendent le plus souvent le diagnostic aisé. Il est certaines formes cependant où les erreurs sont faciles. Une fois entre autres dans le service de M. le Dr Lyonnet, médecin des hôpitaux, nous avons eu à examiner un cas de paralysie agitante à forme unilatérale. La localisation des symptômes et surtout du tremblement d'un seul côté du corps, l'absence de l'attitude classique du parkinsonnien, le manque d'ante-pulsion de retro ou de latéro-pulsion nous font porter le diagnostic de tremblement post-hémiplé-gique. Grande fut notre surprise, quand nous avons entendu notre maître, non seulement infirmer notre diagnostic, mais porter celui de paralysie agitante à forme unilatérale. L'autopsie confirma ce diagnostic. Depuis nous avons eu l'occasion de voir plusieurs cas de ce genre dans les services de M. le Prof.

Lépine et de M. le Prof. agrégé Lannois, aussi avons-
nous cru intéressant d'en faire le sujet de notre
thèse.

Nous n'avons pas la prétention dans ce modeste
travail, de venir éclairer d'un jour nouveau ce chapitre de la pathologie interne, encore si obscur dans
sa pathogénie et son anatomie pathologique. Nous
nous bornerons seulement à étudier au point de vue
clinique la maladie de Parkinson dans ses formes
unilatérales et nous insisterons surtout sur le
diagnostic de ces formes avec les tremblements
præ et posthémiplégiques.

Après un court chapitre d'historique, nous abor-
derons l'étude de la paralysie agitante unilatérale.
Grâce à la haute bienveillante de MM. Lyonnet et
Lannois et à l'amabilité de M. Grange, interne des
hôpitaux, nous avons pu réunir plusieurs observations de formes unilatérales de maladie de Parkinson.
Plusieurs ont le mérite d'être inédites, nous les re-
produisons fidèlement au cours de cette étude. Nous
consacrons un chapitre tout entier au diagnostic de
ces formes avec les tremblements præ et posthémiplégiques. Enfin, après un court aperçu sur l'anatomie pathologique et la pathogénie, nous terminerons
par quelques considérations sur les différents traitements proposés pour cette affection.

HISTORIQUE

L'histoire de la maladie de Parkinson est très ancienne. L'on retrouve le « Chorea festinas » de Sauvages (1) et dans le « Sceletyrbe festinas » de Sagar (2), quelques caractères de la paralysie agitante.

D'après MM. Vulpian et Charcot, Copland (a dictionnary of pratical medecine) cite Harther, Diemerbrock, Schelhammer, Hamberger, Franck comme ayant décrit cette affection. Mais la première description régulière qui ait été donnée de la paralysie agitante est due à James Parkinson, médecin Anglais, qui, en 1817, dans un ouvrage intitulé « Essay on the Shakimg palsy » la décrit en ces termes :

« Le début s'opère d'une manière insidieuse, rarement le malade peut en indiquer l'époque précise.

(1) Sauvages : Nosologia methodica. Class. IV-XXI.
(2) Sagar: Morborum symptom. Class. VII.

Les premiers symptômes observés sont un léger sentiment de faiblesse avec tendance à trembler qui ont lieu tantôt dans la tête, tantôt et plus communément dans les mains et les bras. Ces symptômes s'accroissent progressivement et, un an environ à partir de l'époque où ils ont été pour la première fois remarqués, le malade, surtout pendant la marche, tient son corps plus ou moins incliné en avant. Peu à peu les membres inférieurs deviennent à leur tour le siège de tremblement, et à mesure que la maladie progresse, on les trouve de moins en moins capables d'exécuter les ordres de la volonté. Alors l'agitation des parties affectées est tellement persistante que le malheureux malade trouve à peine quelques minutes de repos. Si par suite d'un changement de position le tremblement cesse dans un membre, il reparaît bientôt dans un autre membre. La marche qui jusque là avait procuré au malade un soulagement temporaire, en le soustrayant à ses tristes réflexions, devient bientôt impraticable. S'il veut avancer, en effet, par une action indépendante de la volonté, il se porte sur la partie antérieure des pieds et sur les orteils, et en danger à chaque pas de tomber sur la face, il se voit contraint d'adopter le pas de course.

A l'époque la plus avancée de la maladie, le tremblement a lieu même pendant le sommeil qu'il interrompt fréquemment. Le malade devient incapable de porter ses aliments à sa bouche et se voit obligé pour cet acte même, de recourir à un secours étranger. Il y a une constipation opiniâtre. Le tronc est d'une manière permanente courbé en avant et le menton appliqué sur le sternum, les forces musculaires ont partout diminué, la mastication, la déglutition même sont difficiles, constamment la salive s'écoule de la bouche, l'agitation devient plus violente et plus constante encore. L'articulation des mots est devenue impossible. Les urines, comme les matières fécales sont rendues involontairement. Le subdélirium et le coma, terminent la scène (1).

On s'est occupé de cette affection, surtout en Angleterre et en Allemagne.

En Angleterre : Ellioston en 1833 (Principles and Pratice of medicine); Marshall-Hall en 1841 (On the diseases and derangements of the nervous system); Graves en 1843 (System of clinical medecine).

En Allemagne : Basedow en 1851 (Casper's Wochenschrift); Romberg en 1851 (Lehrbuch der nervenkr); Kohn en 1860.

En France elle reste longtemps ignorée et à part un mémoire de Toulmoche en 1833 il faut aller jusqu'en 1850, époque à laquelle Germain Sée, dans son mémoire sur la chorée, la signale parmi les affections pouvant être confondues avec la danse de Saint-Guy. En 1859 Trousseau en parle dans ses leçons sur la chorée. Mais, le véritable travail qui ait été fait sur cette question, est celui de Charcot et Vulpian, publié dans la *Gazette hebdomadaire* en décembre 1861 et en janvier 1862.

(1) Traduction empruntée à la revue de MM. Charcot et Vulpian, *in gaz. hebd.*, 1861.

Depuis, les travaux se sont succédés : En 1867 M. Ordenstein fait une thèse sur la paralysie agitante et la sclérose en plaques et cherche à établir le diagnostic entre ces deux affections jusqu'alors presque confondues en cliniques. En 1876 Charcot fait remarquer dans une de ses leçons que le tremblement n'est pas un symptôme nécessaire que souvent il est peu prononcé et quelquefois même peut manquer. Il fait remarquer en outre que la force musculaire est intacte et propose de substituer a la désignation impropre de paralysie agitante celle de maladie de Parkinson.

Ces cas sans tremblement ont fait l'objet de la thèse de Bouchet (Paris 1877). L'année suivante M. Fernet fait paraître dans le *Dictionnaire de médecine et de chirurgie pratique* un article très complet sur la maladie de Parkinson.

Les mémoires publiés depuis sur ce sujet ont trait surtout à la description clinique et à l'étiologie de l'affection. Telles sont les thèses de Saint-Léger (1879), de Leroux (1880), de Lhirondel (1883), de Vesselle (1881), Demange (*Revue de médecine 1882*), Ricoux (1882). En 1883 paraît dans le *Dictionnaire pratique des sciences médicales*, l'important article de MM. Lereboullet et Bussard qui résume à peu près tout ce qui a été fait sur la question avant 1884.

Depuis cette époque, on s'est occupé surtout de la pathogénie et de l'anatomie pathologique. Les travaux sur ce sujet sont nombreux, citons seulement Dubief, Teissier, Koller, Sass, Borgherini. En ces dernières années la thèse de Lacoste et la revue clinique de Berbez sur la forme hémiplégique de la maladie de Parkinson, les thèses de Siotis, Bourgarel, Vincent, Vandier, Huber, de Blocq, les leçons de Charcot, la thèse de Bechet (Paris 1892), celle de Lamarche (Montpellier 1899), enfin nombre de travaux dont l'énumération serait trop longue et que nous citerons au cours de notre travail, constituent l'histoire de la maladie de Parkinson.

CHAPITRE PREMIER.

Description et évolution de la maladie de Parkinson unilatérale.

I.

Période de début.

Depuis Parkinson qui, nous l'avons dit, donna en 1817 la première description régulière de la paralysie agitante, de nombreux auteurs et en particulier Charcot et Vulpian en ont décrit l'évolution et la symptomatologie. Mais nous n'avons pas trouvé dans la littérature médicale de description complète des formes unilatérales de cette affection.

En nous basant sur les observations que nous publions à la fin de ce chapitre, surtout sur celles des malades que nous avons interrogés, examinés et suivis pendant quelques mois, nous allons essayer d'esquisser le tableau clinique de la maladie de Parkinson unilatérale.

C'est en général chez des gens âgés, ou tout au moins ayant dépassé l'âge moyen de la vie qu'on observe la paralysie agitante. Nous verrons au chapitre consacré à l'étiologie que ce sont surtout les gens de la campagne, habitués aux durs labeurs, qui payent le plus lourd tribut à cette affection. M. le Dr Lannois a observé un cas de maladie de Parkinson chez un jeune homme de 18 ans. Il dit n'en avoir retrouvé que quatre cas indiscutables de rapportés : l'un par Duchenne, de Boulogne, à 20 ans, un par Fiouppe, à 15 ans, un par Meschedé, à 12 ans; enfin, un par Huchard, à 3 ans.

Et d'abord existe-t-il une période prodromique ou de début? Beaucoup d'auteurs n'ont pas signalé de prodromes à la paralysie agitante, soit parce qu'ils ne considèrent pas ces symptômes comme constants, soit plus exactement parce qu'ils passent le plus souvent inaperçus et que le premier symptôme qui attire et l'attention du malade et celle de son entourage est sans contredit le tremblement.

Mais faut-il pour cela nier toute période prodromique? Non certes. Charcot dans son article de la *Gazette hebdomadaire* pense que dans la majorité des cas c'est le tremblement qui ouvre la scène; mais, ajoute-t-il « il est fort possible qu'on ait omis de mentionner certains troubles morbides qui à bon droit, auraient pu être relevés à titre de phénomènes prodromiques ».

En effet, le malade nous apprend en général que depuis longtemps il est sujet aux maux de tête, que ces névralgies rebelles ne l'ont pas quitté, soit depuis une émotion, un chagrin, une frayeur, soit depuis un traumatisme auquel il attribue la cause de son affection. Quelquefois, et c'est le cas de notre observation III, une maladie antérieure, l'influenza, a laissé à sa suite l'affection dont se plaint le malade. Mais le plus souvent, c'est par une raideur limitée à un membre ou même à un segment de membre que débute la paralysie agitante. Le malade a eu beaucoup de peine à contiuuer ses travaux, il se fatiguait très vite, et souvent des crampes violentes l'arrêtait dans ses occupations. Il nous dit qu'à ce moment déjà, il était très maladroit et que les mouvements délicats ne s'effectuaient plus qu'avec une grande difficulté. Les articulations étaient douloureuses. Peu à peu les forces diminuaient, le malade ne pouvait plus se servir de ce membre et à ce moment, quelquefois même plutôt apparaît le symptôme type de la maladie. de Parkinson, c'est-à-dire le tremblement. A ce moment seulement, alors que les actes de la vie de relation lui sont devenus à peu près impossibles, alors que l'existence n'est plus pour lui qu'un long martyr, le malade se décide à venir demander au médecin quelque soulagement.

C'est là le début le plus fréquent. Mais il est des cas où les prodromes peuvent faire défaut et la rigidité musculaire sans tremblement peut être longtemps le seul symptôme et simuler à s'y méprendre l'hémiplégie vulgaire. Nous reviendrons plus loin sur ce diagnostic.

D'autres fois au contraire, le tremblement s'établit d'emblée du jour au lendemain, sans que le

malade ait jamais tremblé antérieurement. A ce
sujet, M. le Prof. Grasset, de Montpellier, cite le
cas d'un capitaine de vaisseau qui voit son affection
survenir au cours d'une journée où il dut éprouver
une succession d'émotions intenses. Quelque soit du
reste le mode de début, que le tremblement ou la
rigidité musculaire apparaissent seuls successivement
ou simultanément l'un par rapport à l'autre, ils attei-
gnent les diverses parties du corps et s'y localisent
suivant des modes différents.

Le début est en général monoplégique, c'est la
main qui commence à trembler, puis le tremblement
gagne le membre tout entier, passe au membre supérieur du côté opposé. Quelquefois ce sont les membres inférieurs qui sont pris les premiers et l'on a la
forme paraplégique. D'autres fois c'est l'exception, le
début est croisé ; l'on n'en connaît qu'un cas cité par
Charcot. Peu à peu en quelques mois ou quelques
années le corps tout entier est envahi et l'on a alors
le tableau clinique de la paralysie agitante classique.
Il est des cas cependant où la localisation du début à
un seul côté du corps persiste longtemps. Beaucoup
de malades après de longues années de souffrances,
meurent avec toujours la localisation unilatérale ; ce
sont là des véritables cas types de maladie de Parkinson unilatérale.

Nous ferons remarquer au sujet du mode d'envahissement que c'est généralement par la moitié droite
du corps que débute l'affection et que dans les cas de
paralysie agitante unilatérale, c'est la plupart du
temps le côté droit du corps qui est atteint de trem-

blement. A l'appui de ce que nous avançons, nous citerons la statistique suivante : sur vingt et une observations de paralysie agitante que nous avons lues dans les théses de Lacoste, Blanche Edwards, Béchet, Lamarche, dix-sept nous présentent une localisation droite.

En résumé l'affection débute le plus souvent d'une façon insidieuse, mais peut quelquefois avoir un début brusque. La rigidité et le tremblement, n'envahissent au début qu'un seul côté du corps, peuvent y rester localisés pendant toute la durée de la maladie, et dans ce cas c'est presque toujours le côté droit qui est atteint

II.

Période d'Etat.

Existe-t-il dans la maladie de Parkinson une période d'état? La réponse à cette question nous paraît très difficile. La paralysie agitante est avant tout une maladie d'évolution et bien rares sont les cas réalisant le tableau symptomatique classique de cette affection. Cependant dès que les symptômes cardinaux se sont installés, dès que le malade a revêtu le masque du parkinsonnien, qu'il en a la démarche et l'attitude, bien que le tremblement ou la rigidité musculaire fassent défaut, il est généralement admis en clinique de considérer ce stade de la maladie comme la période d'état.

Mais pour la forme qui nous occupe, la réponse est plus difficile encore. Le malade tremble d'un seul côté depuis souvent très longtemps présente tous les traits classiques de la paralysie agitante ; peut-on à ce moment affirmer que l'affection est arrivée à son complet développement, que la rigidité et le trem-blement n'envahiront pas le côté opposé ? Evidem-ment non ; la généralisation au côté opposé étant la terminaison la plus fréquente des formes unilatérales de la maladie de Parkinson, quoique quelquefois des malades meurent et c'est le cas de plusieurs de nos observations, sans avoir jamais tremblé du côté opposé.

Pour nous ; lorsqu'un malade tremble d'un seul côté depuis longtemps, qu'à côté de ce tremblement il présente de la rigidité musculaire, l'aspect soudé et hébété, les troubles moteurs, sensitifs et psychiques du parkinsonnien, nous le considéront comme atteint de paralysie agitante unilatérale à la période d'état.

Passons rapidement en revue les principaux symp-tômes.

1° *Le tremblement.*— C'est un tremblement rythmi-que, assez ample, lent, dont les oscillations varient de trois à six par seconde. — Il existe dans tous les membres ; il est incessant pendant la veille, mais les mouvements et les émotions l'exagèrent, pendant le repos il se calme, enfin dans le sommeil naturel ou provoqué, il disparaît. On peut faire cesser momen-tanément le tremblement par un changement de position du membre. Ainsi le malade qui fait le sujet de notre observation III voit son tremblement dispa-raître quand on lui fait porter le coude fléchi, la main en pronation, dans la position du salut militaire. Il diminue de même quand la main est placée sur un plan résistant.

Le tremblement existe avons-nous dit, sur tous les membres, mais il se limite de préférence sur les mains où il se présente sous une forme assez typique. — Charcot le décrit ainsi : « Les oscillations arythmiques et involontaires des diverses parties de la main rappellent l'image de certains mouvements coordonnés. Ainsi chez quelques malades le pouce se meut sur les autres doigts comme cela a lieu dans l'acte de rouler un crayon, une boulette de papier ; chez d'autres les mouvements des doigts sont plus complexes et rappellent l'acte d'émietter du pain. » Ces mouvements des mains ne sont pas les seuls ; des mouvements de flexion et d'extension siègent au coude et au poignet, de sorte que le membre supérieur tout entier est animé de tremblement.

Les membres inférieurs sont moins souvent le siège du tremblement, peut-être parce qu'il y est moins remarqué. Le pied est animé d'un mouvement continu de flexion et d'extension, mouvement qui apparaît surtout lorsque le malade est couché et que l'on a comparé au mouvement du musicien battant la mesure avec son pied.

Au sujet du tremblement des membres inférieurs, nous ferons remarquer que dans un grand nombre de cas, quand, par un moyen quelconque, l'on fait cesser le tremblement dans le membre supérieur, le membre inférieur se met à trembler.

La tête est presque toujours épargnée. M. Charcot

a beaucoup insisté sur ce phénomène, disant que lorsque la tête semble trembler, c'est un simple mouvement de transmission. Cependant Lamarche (Th. de Montpellier, 1899) (1) publie plusieurs observations où il constate un tremblement particulier de la tête : « C'est un mouvement léger et rapide d'abaissement et d'élévation de la mâchoire inférieure, qui fait immédiatement penser au mouvement analogue qu'on observe surtout chez le lapin ».

Le tremblement que nous venons de décrire est un tremblement essentiellement involontaire ; c'est au repos qu'il a son maximum d'intensité. Les actes volontaires, s'ils ne l'arrêtent pas complètement, en diminuent au moins nettement l'intensité. Nous reviendrons sur ce caractère à propos du diagnostic.

2° Raideur musculaire. — Dans une des pages précédentes, nous avons dit que le plus souvent la maladie de Parkinson débutait par de la raideur musculaire. A la période d'état, cette rigidité est encore plus accentuée. Berbez, dans la *Gazette hebdomadaire*, l'a très bien décrite. Nous ne pourrions mieux faire que reproduire la description qu'il en donne :

« Les muscles de la face sont rigides, avec prédominance dans la moitié correspondante aux membres atteints. Les rides du front plus accusées augmentent d'un côté l'aspect sombre du visage. La commissure labiale est entraînée et élevée de ce même côté, au même titre que dans certaines hémiplégies faciales avec contractures. Aucune secousse dans les muscles

---

(1) « Etude clinique sur la maladie de Parkinson », thèse de Montpellier, 1899.

ainsi raidis, ce qui élimine l'hypothèse des spasmes glosso-labiés des hystériques. La langue peut même être déviée du côté affecté. Dans tous les cas, cette langue est pâteuse et inhabile, sans qu'on puisse dire exactement ce qui revient dans cette maladresse à l'une ou à l'autre moitié de l'organe. Il nous a semblé même, dans un cas, que les mouvements latéraux de la mâchoire étaient réduits d'un côté, indice d'une raideur prédominante des muscles diducteurs. Le voile du palais reste vertical. L'occlusion des lèvres se fait mal, et les muscles élévateurs de la commissure acquérant du côté malade une influence prépondérante, il en résulte par l'angle commissural sain l'écoulement d'un long filet de salive visqueuse. L'œil semble souvent plus petit du côté atteint. L'immobilité du cou tient à la raideur des muscles de la nuque. Nous n'avons pas observé d'inclinaison bien nette du cou d'un côté. L'attitude du membre supérieur est la suivante : épaule abaissée, bras rapproché de la poitrine, avant-bras demi fléchi sur le bras, face palmaire de la main tournée vers l'axe du corps et appuyée contre l'abdomen. Quant aux doigts, ils sont en masse, suivant la règle, déviés vers le bord cubital de la main. Le pouce, fortement appliqué contre l'index, finit par présenter un applatissement de son bord externe, point spécial sur lequel M. Damaschino a attiré l'attention.

« Au membre inférieur, nous signalerons un peu de renversement du pied sur son bord externe, un relèvement du bord interne dont l'excavation est exagérée, enfin un transport en dedans de la pointe.

La jambe est légèrement fléchie sur la cuisse. Assis, le malade reste toujours penché en avant dans l'attitude d'une personne prête à se lever. Signalons enfin, après un long repos dans la position assise, l'immobilité persistante du membre rigide, comparée aux mouvements du membre opposé, effectués dans le but de se délasser. »

On ne rencontre pas toujours une raideur aussi complète, souvent les muscles de la face sont seuls atteints. C'est cette raideur qui explique la lenteur des mouvements et l'attitude soudée du malade.

3° *Démarche*. — La démarche du Parkinsonnien est typique. C'est un phénomène constant de la période d'état qui, à lui seul, peut faire faire à distance le diagnostic de la paralysie agitante. Le malade marche absolument comme un homme ivre, ou plus exactement comme un danseur de corde. Le corps penché en avant, l'avant-bras fléchi sur le bras et le bras collé au thorax, il a l'attitude du soldat au pas gymnastique. Aux premiers pas, il hésite, il cherche, selon l'expression consacrée, son centre de gravité, puis, après plusieurs tâtonnements, il part courant, tantôt en avant, dans un mouvement de festination et de propulsion, tantôt en arrière dans un mouvement de recul et de rétropulsion.

Malgré l'énorme difficulté que lui présente la marche, le Parkinsonnien ne peut rester en place, il faut qu'il marche, il en éprouve le besoin, et en équilibre instable permanent, il ne choit pourtant jamais.

Dans la station comme dans la marche, on observe

des troubles de l'équilibre. Quand un malade assis sur une chaise se lève, on est souvent obligé de le maintenir jusqu'à ce qu'il ait trouvé sa position d'équilibre; une fois qu'il l'a acquise, si rien ne vient le déranger, il la conserve assez bien pendant un certain temps. Mais si on exerce sur lui une traction même légère en avant, quand il est debout et arrêté, il est obligé de partir en avant; bien plus facilement encore, la moindre impulsion le précipite en arrière. Ce sont là les phénomènes décrits sous le nom d'antépulsion et de rétropulsion; certains malades auraient de même de la latéropulsion. Mais ces symptômes n'ont rien de pathognomonique; on les retrouve souvent, en effet, dans le tabes et autres affections nerveuses.

4° *Troubles de la parole et de l'écriture.* — Peu ou pas accentués. On a signalé une voix spéciale rappelant « le ton de l'acteur qui imite la parole du vieillard » (Hirt). Pour notre compte personnel, nous n'avons jamais observé cela. La parole nous semble embrouillée, gênée, se rapprochant peut-être un peu, à un très faible degré il est vrai, de celle du paralytique général, mais n'ayant aucune ressemblance avec celle du malade atteint de sclérose en plaques.

Quant à l'écriture, elle n'est pas changée au commencement pour devenir irrégulière, tremblée à la fin des phrases. Telle est l'opinion admise actuellement. Chez plusieurs des malades qui font le sujet de nos observations, nous n'avons trouvé, dans leur écriture, aucune modification. C'est du reste ce qui devrait exister dans tous les cas, puisque les mouvements volontaires arrêtent ou tout au moins diminuent le tremblement. Ces deux derniers symptômes, écriture et parole, ont peu d'importance au point de vue clinique, et leur absence ne saurait en rien infirmer le diagnostic.

Tremblement, raideur musculaire, marche et attitude du malade sont donc les trois grands symptômes permetttant d'affirmer la maladie de Parkinson.

A côté de ces signes objectifs, il en est de subjectifs qui, sans avoir l'importante des premiers, ont pourtant une place marquée dans l'histoire clinique de l'affection qui nous occupe. Une sensation de fatigue, un besoin de mouvements et une sensation de chaleur quelquefois très intense sont les trois signes subjectifs principaux. Le plus important des trois est la sensation de chaleur, qui, lorsqu'elle existe, est un très bon signe de diagnostic, surtout dans les formes unilatérales. M. le Prof. Grasset a pensé pouvoir conclure, de la recherche des températures périphériques, que cette sensation correspondrait à une élévation réelle de la température périphérique, due au travail musculaire occasionné par le tremblement. Cette sensation de chaleur n'est pas très constante. Holm, de Stokolm, dans sa statistique, ne l'a trouvée que dans un tiers des cas. D'après Lamarche (Thèse de Montpellier, 1899), certains malades éprouveraient plutôt une sensation de froid.

Lhirondel (thèse de Paris 1873) a décrit une forme douloureuse qui survient chez des rhumatisants à la suite de poussées aiguës du côté des articulations.

Les organes des sens sont généralement indemnes. Cependant Galezowski (Société de Biologie 1891), a noté quelques troubles oculaires qu'il classe de la façon suivante :

1° Chute de la paupière supérieure avec tremblements convulsifs par intervalles;

2° Fixité du regard;

3° Amblyopie passagère sans lésion du fond de l'œil.

Malgré la raideur il n'existe pas d'exagération des réflexes cutanés ou tendineux, ni de trépidations épileptoïdes.

Les sphincters sont généralement indemnes; les troubles trophiques font également défaut.

L'examen des urines donne peu de renseignements. Regnard, dans le *Progrès médical*, 1877, a constaté une diminution notable des sulfates, sans modification de l'urée.

La phosphaturie est admise par certains auteurs, niée par d'autres. D'après Chéron, (*Progrès médical*, 1877) elle serait un symptôme pathognomonique de la paralysie agitante et précédant même le tremblement.

L'opinion de Chéron a été absolument contredite par Saint-Léger, par Gurtler, par Martha. Enfin MM. Mossé et Barral, dans la *Revue de médecine*, 1889, ont noté un accroissement sensible des phosphates par rapport à l'urée.

Enfin on peut voir dans la maladie de Parkinson des vertiges, des attaques apoplectiformes et épileptiformes. Nous rapportons un cas très net d'ictus apoplectiforme dans une de nos observations.

III.

Période terminale.

Nous n'avons pas fait entrer dans la période précédente les troubles psychiques du Parkinsonnien. Nous les considérons comme des accidents tardifs de cette affection et à ce titre nous allons les décrire au début de la période terminale.

On a exagéré l'importance des troubles intellectuels. Longtemps on les a décrits comme symptômes habituels de la maladie de Parkinson. Brissaud s'est prononcé, avec raison croyons-nous, contre cette opinion. Chez tous les malades que nous avons observés, nous avons été frappés de l'intégrité de leur intelligence et de leur mémoire. Au lieu d'entendre déraisonner ces malheureux, dont le facies altéré et soudé rappelle celui de l'idiot, on est surpris de la clarté de leur raisonnement et de la lucidité de leur esprit.

A la longue, sans doute, l'affection s'accompagne comme toutes les névroses de troubles psychiques variés. Par sa durée, par son incurabilité et par les souffrances qu'elle détermine, la paralysie agitante occasionne plus que toute autre affection des modifications du caractère et de l'intelligence, mais cela seulement à la période ultime de la maladie. Ce n'est qu'après de longues années de souffrances terribles, qu'après avoir essayé de tous les traitements, que le malheureux parkinsonnien perdant tout espoir de guérison, devient mélancolique ou hypocondriaque.

Peu à peu tous les symptômes que nous venons de passer en revue s'aggravent. Le tremblement s'exagère au repos et peut quelquefois persister, quoique très atténué, dans les mouvements volontaires et pendant le sommeil. La raideur musculaire et l'attitude soudée augmentent également au point d'en arriver à la contracture et à la déformation.

Puis apparaît dans la moitié du corps atteint une véritable atrophie musculaire. Les membres atteints sont diminués de volume, les éminences thénar et hypothénar sont remplacées par des méplats, les intérosseux sont atrophiés à leur tour.

La nutrition générale s'altère, la circulation périphérique se ralentit.

Souvent une large escharre fessière vient servir de porte d'entrée à l'infection qui viendra délivrer le malade de ce long supplice physique et moral.

Telle est la terminaison du véritable cas type de maladie de Parkinson unilatérale. Mais le plus souvent avant cette période terminale, avant les contractures et les déformations, le tremblement et la rigidité musculaire envahissent le côté opposé et le malade est emporté la plus part du temps par une affection intercurrente des voies respiratoires, réalisant le tableau complet de la paralysie agitante.

OBSERVATION I.

(Inédite).

Recueillie dans le service de M. le Dr Lyonnet.

Maladie de Parkinson. Hémitremblement gauche. Athe-
rome artériel et des valvules aortiques. Crises
angoissantes nocturnes dans la région précordiale
Grippe. Mort par pneumonie.

Antoinette M..., 71 ans, dévideuse, entrée le 29 janvier 1900, morte le 6 février 1900. Ste-Blandine, n° 58.

Père et mère morts âgés d'affections indéterminées.

Dans l'enfance, habitant les marais de la Haute-Savoie,
elle eut la fièvre intermittente.

Réglée à 16 ans, ménopause à 51 ans.

Mariée et divorcée ; eut un enfant mort à 7 mois, pas de
fausses couches, pas de stigmates de syphilis.

N'a jamais été malade à part une congestion cérébrale (?)
qu'elle eut vers 50 ans ; à ce moment dit-elle elle resta
plusieurs jours sans connaissance. Jamais de rhumatismes,
ni de maladies infectieuses.

Depuis un an elle a vu s'installer peu à peu un tremblement du côté gauche ; avant novembre 1899 elle a toujours
pu continuer son travail de dévideuse.

Elle boit beaucoup de café, quelquefois un petit verre
d'eau d'arquebuse mais cela irrégulièrement.

Marche, evolution. — Depuis le 1er novembre 1899 elle
cesse son travail ; car la veille vaquant à ses occupations,
elle est brusquement prise d'un malaise général, consistant
en faiblesse, qui l'oblige à s'arrêter. A ce moment elle ne

perdit pas connaissance, n'eut pas de frissons, pas de céphalée. A la suite de cette indispositisn elle remarque que le tremblement préexistant avait beaucoup augmenté.

Depuis cette époque, jamais retour à la santé, ni reprise du travail à cause de la faiblesse générale et des phénomènes suivants qui survinrent à peu près chaque nuit.

Plusieurs fois par nuit elle éprouve une douleur constritive, angoissante, qui siège daus la région précordiale, s'irradie du côté de la colonne et daņs le bras gauche, pendant ce temps elle ne peut respirer. Ces phénomènes douloureux sont brusques dans leur apparition comme dans leur terminaison qui est rapide. Rien dans le jour sauf un peu de dyspnée d'effort.

Depuis novembre léger œdème des membres inférieurs et amaigrissement notable.

Intolérance gastrique datant d'environ trois semaines, la malade ne peut rien prendre sans vomir ; ou si l'alimentation est tolérée elle a de suite une diarrhée lientérique.

Jamais de paralysie du côté gauche.

Elle entre à l'hôpital pour les phénomènes précédents qui en résumé sont : accès angoissants nocturnes, faiblesse générale, troubles gastro-intestinaux, tremblement.

Actuellement. — La malade est un peu maigre, mais assez bien conservée pour son âge. Température de 38° à l'entrée.

En l'examinant on est de suite frappé par l'aspect du visage qui est peu expressif, traduit l'angoisse. et, par un tremblement qui ne semble exister qu'à gauche.

Appareil respiratoire. — Ne tousse pas, rien à l'examen physique.

Apparzil circulatoire. — Les troubles fonctionnels sont ceux décrits comme accès nocturnes.

Matité précordiale pas notablement augmentée, pas de matité aortique.

Pointe du cœur, dans le 5e espace en dehors du mamelon ; impulsion forte à la palpation large ; par moment il existe un espèce de frémissement qui n'est que le choc de la pointe d'une deuxième contraction très rapprochée, dans certaines périodes arythmiques du cœur.

Les bruits sont irréguliers, l'arythmie consiste surtout en faux pas, pas de bruits de salve. Très léger souffle systolique à la pointe, ne se propageant pas ; à l'aorte souffle systolique, 2ᵉ bruit clanyoreux.

Le pouls traduit toutes les irrégularités du cœur, 108, les artères sont un peu sinueuses.

Appareil digestif. — L'intolérance gastrique continue, vomissements après l'ingestion des aliments, ou bien diarrhée. Langue un peu sèche rotie au centre. Pas de douleur ni au creux épigastrique, ni dans l'abdomen. Estomac et foie de volume normal.

Appareil génito-urinaire. — Les urines ne contiennent pas d'albumine ; pas de petits signes de brightisme.

Système nerveux. — Tremblement. — La malade présente un tremblement intense surtout localisé aux membres inférieur et supérieur gauche ; à droite on peut parfois, mais rarement observer quelques oscillations à la main, cela lorsque la malade est très ému.

A gauche c'est un tremblement massif du membre, il est à grandes oscillations peu rapides. A la main les quatre derniers doigts tremblent ensemble inclinés sur le métacarpe, tandis que le pouce tremble en sens inverse, la malade semble alors filer ; en même temps le bras et l'avant-bras sont animés de mouvements isochrones. Ce tremblement existe en dehors des mouvements volontaires, il n'est pas augmenté par eux, au contraire. Il disparaît pendant le sommeil.

Du côté du membre inférieur gauche tremblement massif, oscillations présentant les mêmes caractères qu'au membre supérieur.

Jamais de tremblement dans le membre inférieur droit.

Les reflexes rotuliens sont exagérés de deux côtés, davantage à gauche. De ce côté trépidation épileptoïde très facile à provoquer, le clonus du genou existe aussi à gauche, mais est difficile à provoquer.

L'hémitremblement est souvent si intense que la malade paraît animée d'un tremblement généralisé ; ce n'est cependant que la transmission des oscillations du côté gauche. Du côté de la face et de la tête pas de tremblement, pas de paralysie.

Pas de troubles de la musculature interne et externe de l'œil. La vue n'a pas diminué ces derniers temps.

Hémiparesie. — Du côté gauche, au membre supérieur, et inférieur, la force est moins intense qu'à droite. Rien à la langue.

Marche. — Elle marche avec peine, ni auté, ni rétropulsion, elle a une attitude un peu soudée, les bras sont joints au thorax, les avant-bras sont fléchis sur le bras ; les pas sont petits, la jambe gauche est légèrement traînée ; lorsqu'elle pose le pied gauche à terre, celui-ci porte de suite sur la plante toute entière. Quand elle se baisse, elle immobilise sa colonne.

Troubles de la sensibilité. — La sensibilité est encaissée d'une façon générale, et, diminuée au niveau de la jambe et du pied gauche. Pas d'hémianesthésie.

La malade dit avoir toujours été nerveuse, depuis longtemps elle a un besoin incessant de bouger. Pas de sensations de chaleur, se couvre normalement, repose assez bien la nuit, (les sensations de chaleur mises à part).

Pas de phénomènes vaso-moteurs ; il existe cependant un léger œdème des membres inférieurs.

Pas de retard de compréhension, ni de gêne dans la parole.

1er février. — Depuis hier la malade est oppressée ; au thorax à droite en arrière souffle expiratoire ; en avant vers le deuxième espace intercostal droit matité et nombreux râles sous-crépitants fins.

Quelques irrégularités cardiaques ; la température s'élève.

Le tremblement au côté droit augmente, il cesse toujours au repos.

3 février. — Les signes du côté du poumon s'accentuent de plus en plus, le côté droit est rempli de râles fins. Le cœur est très irrégulier, le pouls petit bat à 124.

4 février. — La malade entre dans une période de stertor et meurt dans la soirée.

Autopsie. — L'ouverture de la boîte cranienne ne montre rien de particulier.

La dure-mère enlevée : on note un d'œdème sous la pie-mère, il est généralisé des deux côtés.

Absolument rien macroscopiquement dans les deux

hemisphères et sur l'encéphale en général ; soit à la surface, soit dans les diverses coupes. Du côté de la moelle, rien de visible ; les méninges rachidiennes adhèrent cependant plus que normalement au canal osseux.

Le cœur est un peu hypertrophié, quelques flaques de sclérose sur l'aorte et les valvules aortiques qui sont peu touchées.

Aux poumons, congestion intense et œdème des deux côtés ; à droite le lobe supérieur est hépatisé, il va au fond de l'eau.

Rien aux autres organes.

L'examen histologique du système nerveux n'a pu être fait.

OBSERVATION II.

(Inédite).

Recueillie dans le service de M. le Dr Lyonnet.

Maladie de Parkinson. — Hémitremblement droit
(bras surtout). — Spasmes laryngés.

Suzanne P..., 64 ans, tisseuse, entrée le 21 mars 1900, sortie le 17 avril 1900. Ste-Blandine, n° 60.

Père et mère morts âgés, n'ont jamais eu de crises de nerfs. Ont eu neuf enfants, dont six sont encore vivants, ils sont tous très nerveux.

N'a jamais été malade à part quelques refroidissements insignifiants qui n'ont jamais retenu la malade au lit.

Réglée à 17 ans, ménopause à 52 ans.

Mariée deux fois, son premier mari est mort à 52 ans alcoolique, le second est à Bron. A eu trois enfants, deux sont morts à la naissance, une fille morte à 14 ans.

Nie tout alcoolisme, ne semble pas avoir eu la syphilis. Jamais de rhumatisme. Jamais de crises de nerfs ; elle était très nerveuse, comme toute sa famille ; son nervosisme se manifestait par de violentes crises de colère ou de larmes à la moindre contrariété.

Jamais de paralysie ni d'ictus apoplectiques ; ces dernières années elle était un peu essoufflée les hivers.

La malade dit rentrer à l'hôpital pour de la grippe qui durerait depuis un mois. Par son interrogatoire on voit qu'elle n'a pas été grippée ; ce qu'elle décrit sous ce nom ce sont les phénomènes suivants :

Au froid lorsqu'elle sort, elle prend dit-elle une crise. Tout à coup elle semble s'isoler dans l'obscurité, la nuit l'environne, elle s'assied puis sans perdre connaissance, elle a une crise de dyspnée épouvantable accompagnée de tremblement et de mouvements généralisés ; durant ce temps elle voit ce qui se passe autour d'elle, par exemple les gens qui vont lui chercher de l'arquebuse ; ces phénomènes durent quelques instants puis la malade remise peut continuer sa route. Ces accidents se montrent surtout lorsque la malade est dehors, ou prend un liquide froid ; chez elle à la maison ils sont très rares.

Il y a deux ans à la suite d'une frayeur la malade commença à trembler du bras droit, ce tremblement dura environ un an il s'était peu accentué ; il disparut l'été dernier pour revenir intense il y a deux mois à la suite d'un violent accès de suffocation. Jamais en dehors de ces derniers elle n'a eu un tremblement généralisé. C'est pour ces phénomènes qu'elle rentre à l'hôpital.

Actuellement. — On est en présence d'une femme au teint normalement coloré, assez bien conservée pour son âge, qui présente un tremblement du bras droit attirant de suite l'attention.

Système nerveux. — Tremblement. — Il est localisé au membre supérieur droit ; la tête parfois est animée de légères oscillations, mais elles n'existent que lorsque le tremblement du bras est intense et se propage.

Il est surtout marqué au repos, dans les mouvements voulus, il s'arrête à peu près complètement ; la malade porte facilement à sa bouche un bol complètement rempli de liquide. Les oscillations sont de petite amplitude, le moignon de l'épaule exécute quelques mouvements dans le sens de la flexion et de l'extension ; la main se fléchit et s'étend sur le poignet exécutant des mouvements qui varient dans un

angle de 60° ; au poignet quelques mouvements de latéralité
à gauche et à droite. Le pouce a quelques mouvements très
petits d'extension et de flexion, les quatre doigts de la main
sont le plus souvent au repos, parfois s'y montrent quelques
oscillations massives, la main de la malade ressemble alors
à celle d'une fileuse.

Au membre inférieur droit quelques oscillations peu intenses, qui se passent surtout au niveau des articulations fibro-
tarsiennes et des orteils, ceux-ci exécutent parfois des mouvements de flexion et d'extension.

Reflexes. — Plantaire très diminué à droite exagéré à
gauche. Rotuliens sont normaux. Il est impossible d'examiner ceux du bras à cause de l'indocilité de la malade.

Force. — Semblable des deux côtés ; aucune paralysie ;
la malade est tisseuse et exerçait encore sa profession avant
d'entrer à l'hôpital.

Station et marche. — Marche bien, pas d'anté ni de rétropulsion. Pas de signe de Romberg.

Crises. — Les crises nerveuses, ou mieux les accès de
dyspnée peuvent être reproduites facilement. Si la malade
boit un liquide froid, on la voit bientôt devenir un peu pâle,
la respiration est rapidement suspendue, elle fait de suite
de grands mouvements respiratoires, qui n'aboutissent pas
sensiblement à une dilatation de la cavité thoracique. L'air
qui cherche à forcer le larynx fait un bruit rude strident. Au
bout d'une dizaine de mouvements respiratoires, l'accès
cesse bientôt puis tout rentre dans l'ordre. Ce sont des phénomènes semblables accompagnés de tremblement et de
mouvements généralisés, que la malade prend lorsqu'elle
sort au froid.

Stigmates nerveux. — Les réflexes cornéens et pharyn-
giens sont conservés. Pas d'hémianesthésie bien nette,
cependant la sensibilité à la figure est un peu diminuée du
côté droit.

Pas de zones hystérogènes.

Céphalées fréquentes et vives.

Organes des sens. — Œil, pas de paralysie de la musculature interne ou externe, acuité normale.

Rien du côté de l'ouïe, de la guitation ou de l'alfaction.

Appareil respiratoire. — Ne tousse pas. Expiration un peu prolongée, quelques sibilances discrètes et disséminées.

Appareil circulatoire. — Cœur normal, bruits réguliers.

Tube digestif Langue un peu blanche, appetit conservé, jamais de vomissements, pas de constipation habituelle.

Rien à l'examen physique de l'abdomen qu'elle laisse difficilement palper.

Urines. — Très léger disque d'albumine.

Température, — Normale

17 février. — La malade sort améliorée, les accès de dyspnée ont disparu, mais le tremblement existe toujours, ne l'empêchant cependant pas de reprendre son travail.

OBSERVATION III.

(Inédite).

Due à l'obligeance de M. le Dr Lanois (Hôp. Saint-Pothin).

Paralysie agitante unilatérale.

Coquet (Pierre), 54 ans, célibataire.

Père mort il y a dix ans d'une attaque d'apoplexie, en six heures. Il avait soixante-quinze ans.

Mère vivante, soixante-seize ans, bien portante. Elle a eu il y a deux mois une hématémèse qui n'a occasionné aucun accident dans la suite.

Du côté paternel. — Grand père et grand' mère morts âgés d'affection inconnue. Six oncles ou tantes, tous morts de vieillesse.

Du côté maternel. — Grand père mort depuis très longtemps, grand'mère morte il y a 25 ans, de vieillesse, elle avait 80 ans.

Deux oncles et une tante morts de la variole.

Le malade a six frères et sœurs, tous vivants et bien portants. Il a douze ans de plus que sa femme et il n'y a pas consanguinité. La femme est bien portante, elle a deux filles, l'une de seize ans l'autre de quinze mois, toutes deux bien portantes.

Antécédents personnels. — N'a jamais été malade, a eu la grippe en mars 1900.

Pas de trace de syphilis héréditaire ou acquise.

Le malade a fait pendant l'été quelques excès de boisson. A bu en été jusqu'à trois litres par jour, l'hiver un litre à peine.

Pas d'état nerveux antérieur.

Affection actuelle. — L'affection actuelle a débuté en avril 1900, quinze jours à peine après la grippe, par un tremblement léger du bout des doigts de la main droite, sous tremblement du membre inférieur du même côté. Pas de tremblement du côté opposé. Perte notable des forces.

Le tremblement augmenta progressivement, atteignit le coude droit et même l'épaule. Le malade consulta successivement trois médecins qui lui ordonnèrent des bains sulfureux, de l'iodure, sans aucun résultat. Une bonne femme faisant de la médecine lui donna des dépuratifs et des frictions avec du vin dans lequel le malade devait faire cuire de la moelle de bœuf. Rien n'arrêta la marche de l'affection et le malade se présente à M. Lannois.

Actuellement. — Le malade est grand, paraît solide. Le symptôme qui frappe le premier les yeux à l'examen, est un tremblement du membre supérieur droit.

Extrémité céphalique. — Pas d'assymétrie faciale, pas de paralysie; cependant le sourcil gauche est plus élevé, la paupière paraît tombante, les lèvres s'entrouvent plus du côté droit.

Sensibilité cutanée. — Pas de troubles.

    Réflexes :

A) *tendineux* : rotulien plus fort à droite qu'à gauche;
                 bras et avant-bras plus fort à droite qu'à gauche.

B) *cutanées* : plantaire, pas de résultat;
                 crémastérien normal;
                 abdominal normal.

c) *muqueux* : conjonctival normal;
cornéen normal;
pharyngien normal.

La trépidation épileptoïde, le phénomène du genou n'existent pas. La coordination motrice, la notion de position, le sens stéréognostique sont normaux. Il n'y a pas de zones hytérogènes ni de troubles trophiques.

Organes des sens. — *Œil* : Musculature, pas de paralysie, pas de mystagmus. Les pupilles en myosis réagissent également à la lumière et à l'accomodation. L'accuité visuelle est normale.

Pas de diplopie, pas de dyscromatopsie.

Oreille : Acuité, 1 m. 20 à droite, 1 m. à gauche.

Goût et odorat sont normaux.

Pollakiurie récente, surtout nocturne, huit fois par nuit.

Pas de troubles des sphincters, rien au cœur, au poumon et au tube digestif. Les urines ne contiennent ni sucre, ni albumine.

Tremblement. — C'est un tremblement à oscillations moyennes, six par seconde environ, atteignant surtout les muscles des doigts et de la main droite. Ce tremblement existe au repos; l'émotion l'exagère; par contre, l'accomplissement des différents actes de la vie courante le fait absolument disparaître. Le malade porte facilement à sa bouche un verre rempli à un demi centimètre du bord, il ramasse facilement à terre un objet même de dimensions restreintes. Il écrit avec une facilité relative et ne commence à trembler qu'à la fin de sa ligne.

Au repos, ce tremblement paraît se faire autour d'un axe longitudinal passant par le milieu de l'avant-bras. Il ressemble assez au mouvement du joueur de castagnettes; la main, en effet, tremble, dans son ensemble et les doigts ne paraissent que suivre les mouvements; peu ou pas de mouvement de fileuse. Le tremblement disparaît encore quand on porte le coude fléchi; la main en pronation, dans la position du salut militaire. Il diminue de même quand la main est sur un plan résistant.

Mais quand on fait cesser, par un de ces moyens, le tremblement du membre supérieur, le membre inférieur se met à trembler pour son propre compte. D'ailleurs, ce dernier tremble aussi, même au repos ; le talon frappe le sol de petits coups redoublés.

Pas de tremblement du côté gauche du corps, sauf les secousses provoquées par les tremblements du côté droit ; pas de tremblement de la face ni de la tête.

A côté de co tremblement, le malade accuse une perte notable de ses forces. Au dynamomètre, il ne donne que 24 à droite et 35 à gauche. La force est diminuée surtout du côté droit, dans les mouvements de flexion et d'extension. Du côté gauche, elle est mieux conservée. Le malade se plaint d'ailleurs d'une sensation de raideur de toutes ses articulations.

Dans la position debout, il se tient le dos légèrement voûté, la tête un peu inclinée en avant, les avant-bras en demi-flexion sur le bras, dans une position intermédiaire entre la flexion et supination.

La marche est relativement conservée, mais le malade marche toujours le dos voûté, les avant-bras dans la position signalée plus haut. Si on lui dit de se retourner brusquement, il marque un temps d'arrêt très net entre l'aller et le retour.

L'appétit est conservé.

Insomnie presque constante. Le malade se plaint pendant la nuit de sensations de chaleur très pénibles dans ses extrémités inférieures. Il a, en même temps, besoin de changer ses membres de place ; il se lève jusqu'à vingt fois par nuit.

17 janvier 1901. Le malade a été mis aux granules d'hyosciamine, qui n'ont pas donné de résultats. Depuis trois jours, on lui fait des injections d'hyoscine (1/2 milligr.). L'effet de cette injection est très manifeste : elle arrête presque complètement tout mouvement, au moins pendant trois heures.

30 janvier 1901. L'injection d'hyoscine arrête tout mouvement depuis le moment de l'injection, c'est-à-dire 9 heures du matin jusqu'à 4 et 5 heures du soir.

OBSERVATION IV.

(Inédite).

(Recueillie dans le service de M. le Prof. Lépine).

Paralysie agitante. — Cessation unilatérale du tremblement.

Leb..., Marie, 71 ans, journalière.

Père mort rhumatisant; mère morte à 83 ans. Les parents ne tremblaient pas, même parvenus à un âge avancé.

Sept frères ou sœurs vivants; sept morts d'affection indéterminée.

La malade n'a pas eu d'enfants, une seule fausse-couche.

Antécédents personnels. — Jamais de rhumatisme articulaire aigu.

Pas de syphilis.

Elle ne boit qu'un demi litre de vin par jour. Elle a toujours eu une excellente santé habituelle; n'a jamais été malade sérieusement.

Depuis quatre ans, elle a une affection nerveuse dont le principal symptôme était un tremblement généralisé. Ce tremblement débuta par le bras droit, il augmenta progressivement jusqu'à devenir très intense, mais il resta localisé à ce niveau durant 18 mois environ, il envahit alors le bras gauche, puis les deux jambes.

Ce tremblement était continu, cessait pendant le sommeil, ce n'était pas seulement les doigts qui tremblaient, mais aussi les avant-bras, le pied, les orteils et les muscles des cuisses étaient animés de contractions.

Depuis trois ans à cause de cela, la malade ne pouvait se livrer à aucun travail.

Mais elle pouvait encore marcher facilement; cependant depuis six mois elle se sentait plus faible et gardait la chambre, mais elle allait, venait facilement et était debout toute la journée.

Elle n'éprouvait que ce tremblement généralisé et une faiblesse générale. Elle n'avait pas du tout de raideur, elle ramassait facilement quelque chose par terre. Elle avait parfois quelques bouffées de chaleur, mais cela depuis très longtemps, depuis une vingtaine d'années au moins.

En somme malgré son affection nerveuse, elle n'était pas impotente et se trouvait encore suffisamment solide lorsque survint l'accident suivant.

Il y a huit jours la malade s'était levée comme à l'ordinaire et avait entrepris ses occupations. Elle était après moudre du café lorsqu'assez brusquement elle ressentit un mal de tête assez violent qu'elle localisait au sommet de la tête, quelques étourdissements et vertige et presque aussitôt elle s'aperçut que les mouvements et les tremblements qui animaient constamment son bras et sa jambe gauche avaient disparu. Cette disparition se serait faite très rapidement en quelques minutes. Elle fut totale et définitive.

A la suite, se sentaut toujours mal, éprouvant toujours une céphalée violente on la porta dans son lit. Elle vomit abondamment toute la journée et depuis ce moment, c'est-à-dire toute cette dernière semaine, se sentant faible, elle est restée au lit.

Il est difficile de savoir si au début elle eut une hémiparésie gauche ayant conditionné la disparition du tremblement de ce côté. Elle dit cependant expressément que le bras et la jambe gauche ont toujours conservé leurs forces, qu'elle a toujours pu s'en servir ; toutefois des personnes qui vinrent la voir durant la première journée lui dirent qu'elle avait la bouche un peu tordue, la langue était déviée et elle parlait avec un peu de difficulté. Elle est envoyée par un médecin à l'hôpital, parce qu'elle n'a pas marché depuis ce moment et aussi pour la curiosité du fait.

Actuellement voici ce que l'on constate :

La malade a toute sa connaissance, répond parfaitement aux questions posées.

Du côté droit. — On constate au bras et à la jambe un tremblement très accusé, constant, même au repos.

Au membre supérieur ce sont des mouvements de flexion de l'avant-bras sur le bras, des mouvements identiques de la main sur l'avant-bras et dans les doigts un tremblement assez analogue à celui de la paralysie agitante. Ces tremblements sont à oscillations peu rapides, mais très étendues.

Au niveau du pied, c'est une sorte de balancement latéral et au niveau de la cuisse on surprend constamment des secousses musculaires rythmées.

De ce côté les réflexes sont conservés, non exagérés. Pas de troubles de la sensibilité.

Du côté gauche. — Absence complète de tout tremblement, soit au membre supérieur, soit au membre inférieur. Il n'existe pas la plus légère oscillation.

Pas de troubles de la motilité, la malade serre bien avec la main, résiste avec la jambe, autant et peut-être mieux que du côté opposé.

Il y a peut-être une légère assymétrie faciale, mais bien peu nette ; la langue est plutôt déviée du côté opposé.

Pas de troubles de la sensibilité.

Réflexes normaux, pas de trépidation épileptoïde. Mais en outre on constate que la malade qui avant ces huit derniers jours marchait, ne peut plus le faire ; elle est au lit et se dit faible. On constate alors que tous ces troubles paraissent dus à une rétropulsion très manifeste.

La malade si on la fait lever ne peut se tenir debout, elle est inclinée en arrière et tomberait si on ne la retenait.

Si on la laisse aller en la soutenant seulement elle ne tombe pas en arrière mais fait 15, 20 pas et plus à « reculons ». Elle dit même qu'elle est entraînée en arrière.

L'examen viscéral est absolument négatif.

Rien au poumon ni au cœur.

Quinze jours après il persiste un peu de parésie faciale gauche ; les rides, les plis, sont plus accusés à droite. La langue est tirée à peu près droite. A part cela état stationnaire.

Face immobile figée.

Deux mois après la malade peut marcher un peu. Au dynamomètre : Main D. 10. Main G. 15 1/2.

Un mois plus tard, quand la malade ne pense pas à son tremblement, quand on ne lui parle pas, son tremblement disparaît souvent pendant des périodes assez longues.

La langue n'est plus déviée du tout.
Le côté droit est plus faible.

OBSERVATION V.

(Inédite).

(Recueillie dans le service de M. le Dʳ Lépine).

Paralysie agitante servenue il y a 2 ans, Siégeant dans le côté droit.

Dul..., Pierrette, 37 ans, ménagère.

La malade entre pour un tremblement unilatéral du côté droit.

Antécédents. — Rien d'intéressant dans ses antécédents héréditaires ou familiaux. Pas de tare nerveuse chez ses parents.

Son mari est bien portant. Trois enfants tous vivants et bien portants.

Personnellement. — Aucune maladie antérieure. Excellente santé habituelle. Réglée très régulièrement depuis l'âge de 14 ans. Pas de névropathie.

L'affection actuelle a débuté il y a à peu près deux ans dans les circonstances suivantes :

Depuis déjà quelques mois la malade souffrait d'un point au niveau de l'angle inférieur de l'omoplate droit, sans aucun phénomène pulmonaire. En mars 1899, devant la persistance de cette douleur elle mit un topique, et sitôt le topique enlevé, elle se mit à trembler de tout le côté droit, d'une façon d'abord intermittente, puis bientôt continue. Petit à petit apparaissaient de la faiblesse des membres de ce côté, un léger œdème de la main droite et des doigts, des raideurs dans le cou.

Voyant que les traitements ne l'amélioraient pas, la malade se décide à venir à l'hôpital.

A son entrée. — Bon état général. Peut-être est-elle un

peu amaigrie. Pas d'affaiblissement général. Appétit conservé. Digestions bonnes. Selles normales.

Tremblement unilatéral du côté droit, surtout visible au membre supérieur, par petites oscillations de la main et des doigts, continu, mais exagéré par l'émotion, l'attention, etc... Les doigts ne tremblent pas chacun pour leur propre compte. Par instant la malade ébauche le geste « de compter des écus ». Tremblement également de la tête, de la langue.

La motilité est intacte, en ce sens que tous les mouvements sont conservés, mais la force musculaire est très diminuée du côté droit. Au dynamomètre 5 à droite contre 10 à gauche.

La marche semble au premier abord à peu près normale. Toutefois la malade traîne un peu la jambe droite. Pas d'impulsions involontaires pendant la marche. Elle se dit de plus, inhabile à se mouvoir, elle est « raide ». Et de fait on observe une attitude soudée, figée, assez nette, avec la face à peu près immobile.

Sensibilité. — Intacte.

Réflexes rotuliens. — Un peu forts des deux côtés.

Pas de trépidations épileptoïdes.

Pas d'amyotrophies.

Léger œdème un peu rouge de la main droite.

Pas de sensation de chaleur.

Pas de stigmates nets de névropathies.

Intelligence intacte.

Examen viscéral négatif.

Urines normales.

Température normale.

OBSERVATION VI.

(Rapportée dans la thèse de Lamarche Montpellier, 1899.)

Ulysse Const..., 45 ans, gantier.

Antécédents héréditaires. — Son père est mort en quelques heures d'une affection aiguë. Sa mère et ses collatéraux sont bien portants et n'ont jamais eu d'affection nerveuse.

Antécédents personnels. — Pas de maladies antérieures.
Il y a huit mois, il a éprouvé de l'affaiblissement dans le bras
droit et dans la jambe du même côté ; deux mois plus tard,
est survenu, dans ces mêmes membres, un tremblement
continu au repos, mais qui disparaît totalement au cours des
mouvements volontaires. Ce tremblement a débuté par le
bras, a gagné ensuite la jambe. Au moment de l'examen, il
nous apparaît rythmé, à grandes oscillations, plutôt lent.

Le malade peut boire facilement. Il éprouve dans le côté
droit une sensation de raideur, en particulier dans le bras.
D'autre part, il a l'attitude soudée, la tête immobilisée en
avant, bien qu'en réalité il puisse la mouvoir à sa volonté.

La démarche du malade ne présente rien de caractéristique; il n'éprouve aucun des phénomènes de propulsion, de
rétropulsion ou de latérapulsion.

La contractilité des muscles de la face et des muscles
oculaires est à peu près normale ; la tête ne tremble pas, la
langue tremble légèrement; la parole est un peu hésitante,
mais fort nette.

La sensibilité dans tous ses modes (contact, douleur, température) est bien conservée. Le sujet accuse une perpé-
tuelle sensation de chaleur qui s'exagère pendant la nuit.

Le champ visuel semble un peu rétréci des deux côtés.
Ancun trouble à signaler du côté de l'ouïe, de l'odorat ou
du goût.

Les réflexes tendineux sont normaux; les sphincters fonctionnent bien.

Aucun trouble trophique, seulement un peu d'œdème des
membres inférieurs.

La mémoire est bien conservée, l'intelligence intacte.

L'examen des urines n'y révèle aucun élément pathologique.

OBSERVATION VII.

(Rapportée dans la thèse de Lamarche. Montpellier, 1899.)

Théophile F..., 57 ans, ancien chapelier.
Antécédents héréditaires. — Père mort à 55 ans, d'occlu-

sion intestinale ; mère morte en couches ; deux frères morts, l'un d'une fluxion de poitrine, l'autre d'une maladie de cœur ; trois autres collatéraux bien portants.

Antécédents personnels. — A eu l'influenza en 1889 ; en 1890, une angine couenneuse ; pas de syphilis ; pas d'habitudes éthyliques ; ne fume pas.

Le malade raconte qu'il tremble de la main droite depuis deux ans et qu'il traîne la jambe de ce même côté ; il a la sensation quand il marche qu'il va tomber en avant. Cela est survenu progressivement, sans cause qu'il puisse signaler.

État actuel. — Il marche difficilement, la plante du pied droit traînant un peu. Le tremblement est localisé à la main droite ; il est rythmé, très ample, peu fréquent ; il existe au repos et ne s'exagère ni ne diminue au cours des mouvements volontaires. Il écrit difficilement ; dans cet acte cependant, le tremblement paraît diminuer. Pas de tremblement dans d'autres régions. Un certain degré de raideur dans le bras droit ; pas de raideur appréciable à la jambe.

Aucun trouble du côté de la sensibilité ; pas de céphalée ; pas de troubles sensoriels ; les pupilles sont égales et régulières ; les sphincters fonctionnent normalement. L'intellect est bien conservé. On remarque que les réflexes sont plus marqués à droite, au membre inférieur ainsi qu'au membre supérieur.

L'appétit est bon. Rien de particulier du côté de l'appareil cardio-vasculaire ; pas de signes d'artério-sclérose. L'analyse des urines a été pratiquée et n'a rien décelé.

OBSERVATION VIII.

(Béchet. Thèse de Paris, 1892. Obs. XIV.)

Maladie de Parkinson unilatérale, avec attitude anormale de la tête et du cou simulant un torticolis.

Mme O..., Fany, 30 ans, sans profession. S'est présentée à la consultation du mardi à la Salpêtrière, au mois d'avril 1891, étant atteinte d'un tremblement limité au côté gauche, remontant à quelques années déjà.

Antécédents héréditaires. — Son père et sa mère sont vivants et bien portants ; sa grand'mère maternelle, âgée de 91 ans, n'a jamais été malade. Tous les membres de sa famille jouissent d'une bonne santé ; les renseignements qu'elle fournit ne permettent pas de penser qu'il y ait eu de maladies nerveuses.

Antécédents personnels. — La malade raconte qu'elle est née avant terme et qu'elle a eu des convulsions deux fois au moment de la dentition. A 9 ans, elle a eu une fracture de l'avant-bras gauche à sa partie moyenne ; la consolidation s'est faite sans laisser de déformation. La menstruation s'est établie à 14 ans et a toujours été régulière.

Mariée à 19 ans, elle a eu l'année suivante un petit garçon qui est mort à un an d'une méningite, lui a-t-on dit ; sa santé n'a jamais été aussi bonne depuis. A 22 ans, elle a eu un second enfant qu'elle a élevé au sein ; c'est une petite fille nerveuse, mais d'une bonne santé. En 1887, elle a eu un troisième enfant qui est également bien portant. Pendant qu'elle allaitait cet enfant, elle a eu au pouce gauche un panaris survenu à la suite d'une piqûre ; elle en a souffert pendant trois mois ; mais il a fini par guérir sans amener la chute de l'ongle. Au mois d'octobre 1890, elle fit, sans cause connue, une fausse couche de deux mois ; huit jours après, elle voulut commencer à se lever, mais à la suite de cette imprudence, elle eut une métrorragie abondante, accompagnée de plusieurs syncopes. Des accidents puerpéraux se déclarèrent bientôt, qui l'obligèrent à garder le lit pendant trois mois. Il y a cinq ans, elle a vécu pendant dix-huit mois dans un logement humide.

Histoire de la maladie. — Mme O. déclare que sa maladie a débuté dans les premiers mois de 1890, à la suite d'une grande frayeur ; mais en la questionnant, on ne tarde pas à se convaincre qu'en réalité elle était déjà souffrante bien avant cette époque. Dès l'année 1888, la main et le bras gauches étaient le siège d'une douleur sourde, de raideur et de faiblesse, qui augmentaient quand elle avait beaucoup travaillé. Presque en même temps, le pouce aurait commencé à présenter un tremblement très mince, qui n'a gagné le reste de la main que plus tard, en sorte qu'on est en droit de se demander si le panaris qu'elle avait eu précisément quelques mois auparavant au pouce gauche, n'aurait pas joué un rôle important dans le développement de la maladie. Quoi qu'il en soit, son récit permet de croire que la frayeur qu'elle accuse a été suivie d'une aggravation assez brusque, puisque c'est à ce moment que le tremblement a envahi l'avant-bras et le bras, pour se propager trois mois après au membre inférieur du même côté. Ce tremblement a été en s'accentuant depuis lors et n'a pas cessé un seul instant; c'est à ce sujet que la malade est venue à la consultation.

Etat en mai 1891. — La malade se plaint actuellement de ce tremblement qui la gêne, la fatigue et l'empêche de vaquer à ses occupations. Il existe simultanément, dans tout le bras gauche, l'épaule et le membre inférieur du même côté. L'attitude du bras et de la main est un peu celle de la paralysie agitante : la main ramenée en dedans, les doigts légèrement fléchis et accolés les uns aux autres; le tremblement paraît localisé aux masses musculaires de l'avant-bras, du bras et de l'épaule, et pour ainsi dire de toute la moitié gauche du corps. Le tremblement s'exagère sous l'influence des émotions; il diminue quand la malade fait usage de sa main gauche; l'effort qu'elle peut exercer à l'aide du bras malade est notablement affaibli. L'examen des muscles du côté malade les montre durs, non diminués de volume, mais dans un état de tension permanente, qui en rend l'examen difficile. Toutefois, ils répondent à peu près normalement aux excitations galvaniques et faradique. La sensibilité dans ses différents modes est égale des deux côtés.

Les réflexes rotuliens sont notablement plus faibles du côté gauche que du côté droit.

Il existe des troubles vaso-moteurs du côté de la main gauche qui est parfois anémiée, parfois rouge et moite, tantôt froide, tantôt chaude, alors que les mêmes changements ne se manifestent pas dans la main droite.

Mme O... est revenue à différentes reprises à la consultation dans le courant de l'année; la raideur a gagné peu à peu le membre inférieur, puis le cou et la tête ont été atteints à leur tour, au mois d'août 1891, d'une rigidité qui imprime à la malade une attitude tout à fait spéciale.

Etat actuel, juin 1892. — Le tronc est légèrement penché en avant : si elle essaye de se redresser, il lui est impossible de marcher ; la tête est inclinée sur l'épaule droite, un peu renversée en arrière, avec un certain degré de torsion du cou, qui a pour résultat de porter le menton à gauche ; son aspect rappelle de très près un torticolis ; cette déviation de la tête a commencé au mois d'août 1891 et s'est accentuée progressivement, sans déterminer de douleur ; il y avait seulement une sensation de raideur analogue à celle qui existe dans les membres du côté gauche. Mme O... peut spontanément corriger pour quelques instants cette attitude vicieuse de la tête, qui est alors prise d'un tremblement peu marqué, mais agaçant ; aussi, préfère-t-elle ne pas user de ce moyen. Quant on essaye, en saisissant la tête, de la ramener dans la position normale, on rencontre, de la part des muscles, une certaine résistance, dont on arrive, par un léger effort, à triompher sans provoquer de douleurs ; après avoir répété cette manœuvre trois ou quatre fois, les mouvements deviennent un peu plus faciles. L'exploration des muscles du cou montre le sterno-mastoïdien et le trapèze durs et tendus ; ils ne sont nullement douloureux, pas plus que la colonne cervicale, au niveau de laquelle il n'y a pas de craquements. La tête ne peut être inclinée du côté gauche aussi fortement que du côté droit, soit par la malade elle-même, soit par des mouvements provoqués. Quand elle marche, le tronc et la tête semblent ne former qu'une seule pièce, absolument rigide ; l'inclinaison du corps et la torsion du cou sont encore plus accentués qu'au repos ; le bras reste un peu éloigné du tronc, le coude est demi-fléchi, de même que le poignet, la main, ramenée ainsi vers la ceinture, les doigts en légère flexion, le pouce appliqué sur l'articulation phalango-phalanginienne de l'index, sur laquelle il frotte continuellement.

Le tremblement occupe tout le membre supérieur, aussi bien quand la malade marche que lorsqu'elle est au repos ; pour l'atténuer, elle a l'habitude de tenir toujours à la main un objet quelconque, qu'elle choisit de préférence un peu gros et lourd, ou bien elle soutient la main gauche avec la droite. Le membre inférieur gauche est devenu raide il y a un an ; le genou fléchit pendant la marche, le pied se détache mal et frotte le sol, si bien qu'elle butte souvent ; même sans cela, il y a une tendance marquée à la propulsion et la chute en avant, la pointe du pied gauche est un peu tournée en dehors, la grandeur du pas a beaucoup diminué ; la marche est devenue très difficile depuis quelques mois ; l'an dernier, elle faisait sans trop de difficulté des courses assez longues, maintenant c'est à peine si elle peut faire 500 mètres sans être obligée de se reposer.

Quand elle est assise, le tronc et la tête gardent la même attitude, la main en pronation repose sur la cuisse, la jambe est fléchie, le pied présente un certain degré d'équinisme et ne touche le sol que par sa pointe. La main présente encore, comme l'année dernière, des alternatives de chaleur et de froid, tantôt pâle, tantôt cyanosée. Il existe également des troubles vaso-moteurs au membre inférieur gauche, en particulier au niveau du pied, qui est souvent froid et marbré.

Le tremblement ne se manifeste dans le membre inférieur que quand la malade est émotionnée ; au membre supérieur, il existe continuellement ; ses oscillations ont peu d'amplitude, leur fréquence, constatée par l'appareil de Marey, est de 5 1/2 par seconde ; il diminue sans diparaître pendant les mouvements volontaires, et ne cesse complètement que pendant le sommeil. De même qu'à l'époque du premier examen, il n'y a pas de troubles de la sensibilité. Les réflexes rotuliens sont normaux, il y a peut-être une légère diminution à gauche.

La figure a conservé son expression et ne rappelle pas le masque inerte de la maladie de Parkinson ; pourtant, depuis quelques semaines, il semble qu'il y ait un peu moins de mobilité. A certains moments de la journée, la malade sent la paupière gauche lourde et tombante ; jamais il n'y a eu de diplopie ; les mouvements des globes oculaires sont normaux. Pas de rétrécissement du champ visuel, pas de dychromatopsie. L'examen ophtalmoscopique n'accuse aucune lésion organique. Myopie $= + 2$ dioptries.

Depuis quelque temps, le sommeil est devenu agité, troublé par des cauchemars incessants ; cependant c'est encore au lit qu'elle se trouve le moins mal, et le matin qu'elle a un peu de repos. Malgré la gêne des mouvements, il y a un besoin continuel de changer de position.

Son caractère s'est modifié dans ces dernières années; de gai qu'il était, il est devenu soucieux et triste; elle est dans un énervement continuel et pleure souvent sans savoir pourquoi. Il n'y a pas de troubles de la parole. Toutes les fonctions s'accomplissent normalement, Quand Mme O... est venue pour la première fois à la Salpêtrière, il était impossible d'affirmer l'existence d'une maladie de Parkinson. Il n'y avait à cette époque qu'un peu de raideur et de tremblement de la main; la malade n'avait pas atteint l'âge où la paralysie agitante se développe le plus souvent; elle n'en avait du reste ni le facies, ni la démarche. Le diagnostic est resté plusieurs mois en suspens, et encore aujourd'hui on ne le formule pas sans réserves. Cependant l'attitude de la main et du bras est caractéristique; le membre inférieur a été pris de raideur dix-huit mois après le début de la maladie, ce qui est bien dans les allures de la paralysie agitante. Il n'y a rien de surprenant à ce que les muscles du cou soient atteints également, mais ils le sont d'une façon toute parliculière qui ferait croire en voyant la malade qu'elle a un torticolis. La rigidité occupe surtout le sterno-mastoïdien et le trapèze gauche; l'attitude vicieuse peut être corrigée, soit par la malade, soit en imprimant à la tête des mouvements artificiels.

Les muscles de la face sont respectés.

OBSERVATION IX.

(Thèse de Blanche Edwards, Paris 1889.)

Brico..., 57 ans, ouvrier.

Antécédents héréditaires. — Père mort à 53 ans; le malade était très jeune et n'a jamais su la maladie de son père qui n'était pas paralysé.

Mère morte à 52 ans, « d'enflure »; d'après ce qu'il dit elle devait être atteinte d'une affection cardiaque, mais il ne sait si elle a eu un rhumatisme articulaire.

Il connaît mal sa famille et sait seulement qu'il n'y a jamais eu d'aliénés.

Il a un frère plus vieux que lui, qui a toujours été bien portant, celui-ci a eu du tremblement des mains pendant six mois; mais il était marchand de vin; et ces tremblements ont disparu. Il est marié et a trois enfants vivants; ce sont ses premiers enfants; depuis sa femme en a eu trois autres qui sont morts en bas âge de convulsions; et en dernier lieu elle a fait une fausse couche; le médecin qui a soigné ses enfants aurait déclaré qu'elle ne pourrait plus en élever, mais le malade ignore si ces enfants présentaient des boutons sur la peau.

Sa fille qui a 32 ans est très nerveuse, mais n'a cependant jamais eu d'attaques de nerfs, ni de chorée. Son autre fille est très forte; son fils est un très mauvais sujet, mais n'a jamais été malade.

Antécédents personnels. — Pas d'accidents strumeux de l'enfance. A 17 ans, il a eu une fièvre typhoïde pour laquelle il a été soigné par Louis à l'Hôtel-Dieu; il avait de très abondantes épistaxis qui ont nécessité le tamponnement; cependant comme il avait la fièvre typhoïde « dans la tête », Louis le saignait tous les deux jours. Il est resté deux ans malade à la suite et a dû suivre un traitement pour les éblouissements et les céphalalgies très pénibles qui ont du reste persisté depuis lors, et dont il a souffert beaucoup toute sa vie.

Il n'a rien eu a l'ouïe ni à la vue à cette époque.

Il n'a jamais eu la syphilis et nie absolument tout chancre, toute éruption cutanée, toute angine sauf une angine aiguë il y a 8 ans, qui aurait nécessité l'ablation de la luette. En effet la luette est excisée et le siège d'une cicatrice.

Jamais il n'a eu de rhumatisme.

Il y a huit ans fluxion de poitrine.

C'est il y a huit mois qu'il a éprouvé les premiers symptômes de l'affection qui l'amène à l'hôpital. Il a eu, au début, des crampes dans le mollet gauche, accompagnées de raideur dans cette jambe.

En même temps le bras gauche a commencé de devenir raide.

Le début de cette raideur du côté gauche a suivi de près un très violent chagrin qu'il a eu à cette époque ; son fils qui se conduisait fort mal et qui avait abandonné sa femme l'avait menacé de le tuer s'il lui faisait des observations et l'avait même pris à la gorge.

Graduellement, sans perte de connaissance, il a vu s'établir cette raideur du côté gauche qu'il désigne sous le nom de *paralysie*. Le tremblement de la main gauche a paru en même temps.

Il a dans le genou gauche des fourmillements et des douleurs lancinantes, rappelant les douleurs fulgurantes, mais jamais il n'a eu ces douleurs dans la continuité du membre inférieur, ni au membre supérieur. Pas de douleurs en ceinture

Un ou deux mois après il éprouvait dans le bras gauche une sensation insupportable de chaleur sèche, avec gonflement des veines mais sans changement de couleur. Cette sensation était si pénible qu'elle l'aurait empêché de travailler ; alors il plongeait son bras nu dans un seau d'eau froide, et au bout de quelques minutes, la sensation disparaissait, et en même temps le tremblement, pendant une demi-heure environ ; mais la roideur persistait.

Il y a quelque temps, trois semaines environ, il remarquait en se réveillant qu'il bégayait et avait, dans la parole, une hésitation passagère, comme si la langue était dure et raide, ce n'est que depuis 10 jours qu'il s'est aperçu de la déviation de la langue à gauche.

Etat actuel. — Homme plus vieux que son âge, peu musclé et peu vigoureux. Il marche légèrement courbé, le bras gauche demi-fléchi et accroché dans son palctot, ou soutenu par le bras droit, raide dans ses mouvements mais animé d'un tremblement continu.

Le torse est incliné en avant, raide, le masque rigide et hébété ; la langue déviée à gauche ; la jambe gauche traîne derrière lui, et il s'appuie moins sur elle que sur la droite ; elle ne tremble pas. Tel est l'aspect qu'il présente au premier abord, et qui, ainsi que le fait remarquer à sa clinique M. le Prof. Charcot, pourrait faire prendre ce malade pour un vulgaire hémiplégique.

Examinons-le en détail.

Face. — Le masque est impassible, comme figé et pleurard ; une forte ride entre les sourcils qui sont élevés ; les yeux ouverts mais pas très fixes. Les commissures labiales abaissées, mais sensiblement au même niveau, quoique le sillon naso-labial gauche soit peut-être un peu plus prononcé que le droit. Ses paupières sont mobiles, se ferment aussi complètement des deux côtés. Les yeux peuvent exécuter des mouvements dans tous les sens.

Pas de nystagmus, ni de strabisme, ni de diplopie ; un peu de rétrécissement pupillaire.

Quand les paupières sont fermées la gauche tremble un peu.

La bouche est régulière, et il exécute facilement tous les mouvements des lèvres, sifflements, souffle ; la commissure gauche n'est pas tirée ; la langue se meut difficilement, et comme raidie, dit le malade ; hors de la bouche, on voit manifestement qu'elle est déviée à gauche, et le sillon médian est très oblique ; on apprécie difficilement l'état de la luette à cause de la cicatrice dont nous avons déjà dit qu'elle est le siège, cependant elle nous semble également un peu tiré à gauche.

Le côté droit du corps est, au point de vue des mouvements et des sensations parfaitement indemne ; il n'y a pas de tremblement non plus de ce côté.

A gauche. — Le bras est raide, pend le long du corps où il est fixé et immobile ; les mouvements y sont lents, compassés, difficiles. La main à l'aspect habituel à ces malades et paraît tenir une plume à écrire, tandis que les doigts exécutent de petits mouvements horizontaux, rappelant le mouvement d'émietter le pain. Habituellement il relève son bras à la ceinture et à gauche il a bien l'allure classique de la maladie de Parkinson ; le tremblement se transmet par le bras à la tête qui tremble légèrement. Quand on essaie d'arrêter les mouvements du bras ce que l'on ne peut faire complètement, les mouvements de la tête diminuent sans cesser complètement non plus. Les lèvres ne tremblent pas, ni la langue.

Quand le pied est à plat, la jambe ne tremble pas ; s'il est appuyé sur la pointe du pied, au contraire le tremblement est considérable; il n'est pas marqué s'il croise la jambe gauche sur la droite.

Quand il marche, la jambe gauche, raide, se plie lentement et difficilement, ne s'appuyant guère que sur la droite.

Il est propulsé en avant dès qu'il marche, mais n'est jamais tombé complètement; il a trébuché souvent. Jamais il n'a éprouvé ni rétropulsion ni latéropulsion.

Il est courbé en avant, mais assez peu; le dos et le cou raides comme le côté gauche du corps.

Quoiqu'il n'ait jamais eu ni diplopie, ni strabisme, il éprouve une grande diminution du pouvoir visuel; les pupilles sont égales, quoique en myosis; les mouvements des globes oculaires sont intacts. Rien à signaler pour les autres sens. Les mouvements intentionnels exagèrent le tremblement; il en est de même de la provocation des reflexes du poignet. Ce réflexe est beaucoup plus fort à gauche qu'à droite, et est suivi d'une série d'oscillations beaucoup plus considérables que celles du tremblement habituel.

Réflexe rotulien. — Il est très exagéré à gauche où il provoque une triple trépidation, il ne produit cependant pas d'épilepsie spinale.

Dynamomètre M. D. 25 ; M. G. 10.

Le malade est du reste très affaibli des deux côtés, car le même dynamomètre donne 45 à la pression pour une personne de force très moyenne.

La sensibilité est beaucoup plus fine à gauche qu'à droite. Après lui avoir fait faire un effort (serrer le dynamomètre) de la main droite, il tremble aussi, mais peu, et le tremblement cesse bientôt.

La sensation subjective de chaleur dont se plaint le malade n'existe qu'à gauche, et surtout au niveau du bras. Les mouvements spontanés des articulations sont un peu douloureux; les mouvements passifs ne le sont pas.

La nuit il est extrêmement gêné pour dormir, par la sensation subjective de chaleur, il est forcé de se lever toutes les deux heures pour se refroidir, et change de place à chaque instant dans son lit, celui-ci étant toujours trop chaud et il se lève très fatigué de ses nuits agitées.

Intégrité des sphincters.

OBSERVATION X.

(Thèse de Lacoste. — Paris 1887.)

*Paralysie agitante à forme unilatérale ; rigité unilatérale
de la langue ; rhumatisme unilatéral antérieur.*

M. R..., 54 ans, appartient à une famille nerveuse dans laquelle l'arthritisme n'est pas rare. Sa mère a eu des attaques d'hystérie au moment de la menstruation et au moment de la ménopause. Une tante maternelle a eu un accès de folie puerpérale et a succombé à la grossesse suivante, à la suite d'attaques éclamptiques. Le père était rhumatisant, a eu plusieurs attaques aiguës, et succomba à une affection du cœur ; tante paternelle migraineuse.

Lui-même a pissé au lit jusqu'à huit ans, et était sujet à des terreurs nocturnes. Actuellement encore, il est incapable de rester dans l'obscurité sans éprouver une angoisse extraordinaire. Un jour qu'il allait à St-Germain dans un wagon non éclairé il fut pris d'une telle anxiété sous le tunnel qu'il se serait jeté par la portière si on ne l'avait pas retenu. Il a eu deux attaques de rhumatisme subaigu, l'une à 22 ans, l'autre à 28, elles l'ont retenu chacune environ quinze jours au lit et ont présenté pour caractère particulier de ne porter que sur le côté droit, dont presque toutes les articulations grandes et petites, paraissent avoir été prises. Il a eu dans sa vie cinq ou six poussées d'eczéma sur la cuisse droite et sur le dos de la main droite. M. R..., est d'un caractère vif, s'émeut facilement, mais n'avait jamais eu aucune manifestation névropathique jusqu'à l'âge de 49 ans.

Au mois de décembre 1882 étant allé visité un bâtiment délabré, une marche d'escalier céda sous son poids et il roula en bas d'une hauteur de trois à quatre mètres. Il ne se fit aucun mal dans sa chute, mais resta tout tremblant toute la journée. Quelques jours après, il s'aperçut que le pouce de sa main droite était animé de petits mouvements latéraux, lorsqu'il s'était servi de sa main pendant quelque temps, soit pour écrire, soit simplement pour tenir un objet à la main, sa canne par exemple.

Peu à peu le tremblement s'est accentué et a envahi les doigts ; la main a pris l'attitude de l'écriture, les doigts se mettent à rouler la boulette sitôt qu'ils sont au repos.

Le tremblement a toujours eu pour caractère de s'exagérer sous l'influence de l'émotion, mais de cesser dans les mouvements volontaires ; il en est encore ainsi.

L'écriture s'est profondément altérée. M. R..., avait autrefois une écriture excessivement large et grosse ; aujourd'hui il écrit excessivement menu et ses lettres présentent la trémulation caractéristique.

C'est seulement vers le commenuement de l'année 1886, qu'il a commencé à éprouver de la raideur dans le coude et dans l'épaule du côté droit, puis dans le membre inférieur ; puis la nuque s'est prise.

Depuis le mois de juin 1886, M. R..., éprouve une certaine difficulté à articuler les mots, sa parole s'embarrasse de plus en plus, il lui semble qu'il a de la bouillie plein la bouche.

Puis il lui arrive souvent de se mordre la langue du côté droit.

M. R..., a remarqué depuis quelques mois seulement une tendance à dévier vers la droite lorsqu'il marche. Cette tendance a considérablement augmenté depuis (pas de propulsion ni de tendance au recul).

En dehors d'une incommode sensation de chaleur nocturne et de besoin permanent de changer de place, M. R..., ne présente aucun trouble général.

Les fonctions digestives s'accomplissent bien ; aucun trouble de la respiration ; il y a un léger souffle à la pointe et au premier temps, mais la circulation ne présente aucune altération notable.

Etat actuel, 4 février 1887. — Lorsque M. R..., est debout, son corps est incliné vers la droite, il tient son membre inférieur dans une légère flexion de tous ses segments. Le coude droit est collé au corps, l'épaule un peu tombante, la main est ramenée sur la face antérieure du corps dans l'attitude classique comme s'il tenait une plume à écrire et il roule sa boulette. La face est légèrement déviée à gauche et fixée dans cette position. La tête est comme soudée à la colonne vertébrale, mais on sent que les muscles de la nuque sont beaucoup plus rigides et saillants du côté droit.

La face présente une expression singulière ; tandis qu'elle a conservé à peu près sa mobilité normale du côté gauche, elle est comme figée à droite, les rides de la région naso-génienne sont à peu près complètement effacées de ce côté, et cette partie de la face ne prend aucune part aux nombreux mouvements d'ensemble. Le sourcil droit est notablement plus relevé que le gauche, et les plis transversaux du front sont beaucoup plus marqués à droite. Le regard est fixe et dirigé dans le flanc du plan antéro-post de la tête.

Tandis que les membres du côté droit sont rigides et se laissent difficilement imprimer des mouvements passifs, les membres du côté gauche sont souples, cependant ce côté n'est plus actuellement tout à fait indemne, le pouce est animé de petits mouvements.

La parole est très altérée, on n'entend tout d'abord qu'un bredouillement confus, il n'y a pas une seule consonne qui soit articulée convenablement, les lèvres, la langue, le pharynx, prennent part à ce trouble, il est absolument nécessaire que la personne qui accompagne M. R... donne la traduction de ses paroles qui sont incompréhensibles pour ceux qui ne sont pas familiarisés avec les sons qu'il en émet.

La bouche s'ouvre difficilement. Quand on a écarté de force les arcades dentaires, on aperçoit le bord gauche de la langue tournée directement en haut, la pointe est déviée à droite et en bas, derrière l'arcade dentaire inférieure. La moitié droite de la langue repliée sur le plancher de la bouche, présente une consistance beaucoup plus dure que l'autre moitié, Lorsqu'on parvient à redresser l'organe et à découvrir la surface supérieure, on constata l'existence de plis longitudinaux superficiels sur la moitié droite qui semble diminuée de volume.

Le malade ne fait guère volontairement que des mouvements sur place et qui paraissent se passer presque exclusivement dans le côté gauche ; il est incapable de dégager la pointe dans aucun sens.

Pendant un mois l'état de M. R... a paru s'améliorer un

peu sous l'influence de l'hydrothérapie ; mais la maladie reprit bientôt sa marche envahissante ; les troubles de la déglutition qui existaient à peine au mois de février sont devenus tels que l'ingestion des liquides est devenue seule possible.

Le caractère de M. R... a subi une altération considérable, il est devenu sombre et recherche l'isolement.

Il a succombé le 10 juin dernier à une pneumonie droite contractée à la suite d'une immersion accidentelle ? dans un réservoir.

OBSERVATION XI.

(Lacoste. Thèse de Paris, 1887.)

Mme P..., 57 ans.

Antécédents — Père mort asthmatique à 41 ans.

Grands-parents inconnus. Pas d'autres renseignements sur les ascendants paternels.

Mère, fille unique, morte à 56 ans d'une fluxion de poitrine.

Grand'mère maternelle morte à 51 ans, après une attaque d'apoplexie.

Grand-père maternel mort d'nn cancer de l'estomac.

La malade a deux sœurs qui se portent bien toutes les deux.

La malade elle-même a été réglée à 19 ans.

Vers 20 ans, attaque de rhumatisme articulaire aigu, sans complication cardiaque. Cette maladie a nécessité un séjour au lit de plus de trois mois.

Crises de gastralgie à 32 ans.

Migraines fréquentes.

Elle a eu deux enfants qui se portent bien.

Il y a quelques années, la malade perd son mari ; elle a des chagrins, perd de l'argent et continue à gérer seule, dans un logement humide, non loin de la Marne, un établissement de serrurier qu'a laissé son mari.

Début de la maladie en juin 1883.

La malade a remarqué que les tendons de l'index et de l'annulaire de la main gauche tremblaient d'une facon intermittente sans cause appréciable ; son médecin lui a conseillé l'électricité et lui a fait acheter une pile.

En octobre 1883, elle est venue à la consultation de la Salpêtrière, et on l'a envoyée à l'électricité statique.

A ce moment, il existait surtout de la gêne dans les mouvements. Les choses sont restées dans cet état pendant près d'un an ; la malade ne pouvait faire aucun mouvement délicat, elle ne pouvait plus coudre ni se servir d'aucun objet de petit volume ; bientôt, elle ne put plus se coiffer.

Puis raideur du cou, de la tête, fixité des traits sans déviation de la face.

Au commencement de 1886, la malade sent son bras gauche se raidir.

En août, c'est le tour de la jambe ; le tremblement était insignifiant.

État actuel. — Quand nous voyons la malade à cette époque, nous lui trouvons tout l'aspect extérieur d'une hémiplégique.

Le bras reste appuyé le long du corps, la main dans l'attitude de la plume qui écrit, animée d'un tremblement à peine appréciable. La jambe raide frotte du pied contre le sol et traîne, mais ne tremble pas.

Visage impassible, rides plus accusées à gauche, pas de déviation faciale.

Pas d'atrophie de la moitié du corps, hémiplégie.

Pas de tendance à remuer.

Pas de sensation exagérée de chaleur.

Pas d'antépulsion.

Examen au dynamomètre : Main droite (saine) 50.

    —   —   Main gauche 15.

Résistance peu considérable aux mouvements provoqués.

Réflexes normaux. Aucun trouble de la sensibilité.

Cette malade est rhumatisante ; de plus, elle a eu de forts chagrins ; toutefois la maladie s'est déclarée sans qu'il se soit produit de pertubations énotives violentes.

La maladie débuta par la main gauche. Elle ne présente qu'un tremblement très faible.

Elle n'a pas de tendance à remuer et ne présente pas de symptômes de propulsion ni de rétropulsion.

Elle n'a pas de sensations de chaleur.

La force musculaire, mesurée au dynamomètre présente une différence de 35 en moins du côté pris.

Côté droit indemne.

C'est surtout par l'attitude de la tête et du visage que l'on peut reconnaître la maladie de Parkinson chez cette malade; en dehors d'eux, elle a l'aspet d'une hémiplégique.

OBSERVATION XII.

(Lacoste. Thèse de Paris, 1887.)

M. Bulb..., épicier, âgé de 70 ans.

Grands-parents et parents morts âgés; mère aurait eu un cancer du sein.

Antécédents personnels. — M. B... n'a jamais souffert d'attaques de nerfs ni de rhumatismes. Il aurait eu une fluxion de poitrine à l'âge de 30 ans et la fièvre typoïde à 35 ans.

Toutefois, durant toute sa vie, il était sujet à de violents maux de tête.

Au mois de décembre dernier, il fut soigné par un médecin pour des douleurs sciatiques du membre inférieur gauche.

Début et marche. — C'est au mois de mai 1886 qu'il ressentit les premières atteintes de la maladie actuelle. À cette époque, son pied et sa jambe du côté droit furent pris de tremblement; il ressentit en même temps une grande raideur, une forte gêne dans le genou droit à mesure qu'il marchait. Il sentait cette jambe plus faible que l'autre. Il était obligé de fortement la lever pour marcher; les tremblements du pied et de la jambe droite paraissaient disparaître durant le sommeil; ils étaient moins forts à l'état de repos que pendant la marche; ils disparaissaient enfin quand le malade leur imprimait des mouvements volontaires, mais ces mouvements étaient plus lents à s'accomplir. La marche devenait difficile et il se fatiguait vite.

Trois mois après, la main et le bras du même côté sont pris de tremblement ; il remarqua pour ce membre les mêmes désordres de motilité que pour le membre inférieur.

État actuel (juillet 1887). — Le cou est tendu, la tête est portée en avant ; on ne peut leur imprimer de mouvements ; ils sont comme figés sur le thorax.

Les plis du front sont peu accusés.

Le globe oculaire droit est immobile ; l'œil droit est moins brillant que l'autre et se meut moins facilement que le gauche.

L'œil gauche est normal.

La vue est affaiblie ; pas de diplopie.

Les traits du visage sont plus marqués à droite qu'à gauche, ils sont comme tirés.

La langue n'est pas déviée et ne tremble pas ; pas d'embarras de la parole.

Le bras droit est faiblement éloigné du thorax, l'avant-bras légèrement fléchi sur le bras ; la main est un peu fléchie sur l'avant-bras, elle est placée dans l'attitude classique, comme si le malade tenait une plume à écrire. Le bras et la main sont animés de mouvements. La main paraît rouler une baguette.

La cuisse, la jambe et le pied du côté droit sont animés de mouvements, mais ne présentent pas d'attitude spéciale.

Les mouvements des membres inférieurs et supérieurs disparaissent durant le sommeil et les mouvements volontaires.

Le malade ne peut que lentement faire mouvoir ses membres du côté droit,

Quand on le fait marcher, le bras droit est faiblement écarté du thorax, l'avant-bras légèrement fléchi sur le bras ; la main, un peu fléchie et dans la position de l'écriture, est amenée sur la ceinture.

Les membres supérieurs et inférieurs sont animés de tremblements assez forts, le malade lève fortement la jambe droite pour marcher, il se fatigue vite.

Il ne présente ni propulsion, ni rétropulsion, ni latéropulsion.

Le malade éprouve, surtout pendant la nuit, de fortes sensations de chaleur au pied et au poignet droit.

Pas d'atrophie de la moitié du corps atteint.

Pas de tendance au déplacement.

Résistance très faible aux mouvements provoqués du côté droit.

La puissance musculaire est relativement forte.

Dynamomètre : Droit 35. — Gauche 40.

Réflexes normaux. Pas de troubles de la sensibilité générale ; quelques crampes dans le mollet droit.

Le côté gauche est absolument indemne.

Rien du côté des autres appareils, si ce n'est un peu d'emphysème pulmonaire.

CHAPITRE II

I.

Etiologie.

A l'exemple de Charcot, nous diviserons les causes
de l'affection en deux groupes : causes déterminantes
et causes prédisposantes.

Causes déterminantes. — Les causes déterminantes de la paralysie agitante unilatérale sont les mêmes
que celles de la maladie de Parkinson complète.

L'émotion est sans contredit la plus fréquente et la
plus importante de toutes. Une frayeur, une contrariété, un grand chagrin, se retrouvent dans l'histoire
de presque tous les parkinsonniens. Nous avons
signalé dans le chapitre précédent l'histoire de ce
capitaine de vaisseau qui voit son affection se déve-
lopper le jour même où il a éprouvé tant d'émotions.

Les traumatismes ont sans doute une influence sur
le développement de la paralysie agitante. Mais agis-
sent-ils par eux-mêmes comme cause déterminante ou

est-ce simplement la peur ou l'émotion qu'ils font
naître qui en est la véritable cause ? Brissaud le croît.
Quoiqu'il en soit, l'influence du traumatisme est
réelle. Elle a été relevée deux fois sur dix cas par
Berbez. Dans sa thèse Béchet rapporte l'observation d'une maladie de Parkinson développée à la suite
d'une blessure du poignet ; d'une autre survenue à la
suite d'un traumatisme du coude ; d'une encore consécutive à un traumatisme de la hanche ayant amené
une ankylose coxo-fémorale. D'après sa statistique,
portant sur 43 malades, Holm de Stockolm ne signale
que sept fois l'émotion et trois fois le traumatisme.

Gauthier de Charolles (*Lyon Médical* 1892) insiste
surtout comme cause déterminante sur la fatigue
musculaire. Il dit que la maladie de Parkinson est une
maladie de la campagne, survenant chez des sujets
exposés à toutes les intempéries et surtout habitués
aux durs travaux des champs.

Nous parlerons enfin de l'influence des causes pathologiques et des maladies infectieuses. Dans ces dernières années on a fait jouer un grand rôle à la thorie
infectieuse dans la pathologie nerveuse.

Vessel, dans sa thèse, inspirée par M. le Prof.
Piévet, décrit une forme rhumatismale de la paralysie
agitante. Le rhumatisme, en effet, se retrouve dans
les antécédents d'un grand nombre de Parkinsonniens,
mais est-ce une simple coïncidence due à l'arthritisme,
ou bien agit-il comme agent infectieux ?

Crespin, dans sa thèse « Essai d'interprétation
pathologique de certaines névroses post-infectieuses »
conclut ainsi : « Tout porte à croire que les névroses

sont produites par intoxication. » D'après lui l'intoxication se ferait soit directement par des toxines
microbiennes, soit indirectement par le mécanisme
de l'auto-intoxication à la suite de maladies infectieuses quand le rein ou le foie fonctionnent mal.

Il est bien admis aujourd'hui que l'infection peut
sur un terrain prédisposé donner naissance à des
névroses. Gallien déjà, parlant des humeurs peccantes
qui de l'utérus remontaient au cerveau et détermi-
naient la « passion utérine », ne reconnaissait-il pas
l'infection comme cause de l'hystérie !

Dans ces dernières années, Quinon, Clément,
Ménard, ont démontré dans leurs thèses que la fièvre
typhoïde, la grippe, l'affection palustre, et toutes les
maladies infectieuses en général sont susceptibles de
réveiller l'hystérie chez des sujets débilités où elle
était à l'état latent.

En 1877, Revillout avait noté un tremblement des
membres supérieurs et de la tête débutant avec le
frisson initial d'une pneumonie et se prolongeant
même quelques temps après.

En 1896, Janoni publie un cas de tremblement
consécutif à un empoisonnement.

En 1897, Angostini insiste sur l'importance de
l'intoxication dans les névropathies.

Mais si l'infection peut produire la chorée, l'hystérie, la paralysie générale pourquoi ne produirait-
elle pas également la maladie de Parkinson ! Les
antécédents rhumatismaux des parkinsonniens ne
plaident-ils pas en faveur de cette opinion, aujour-
d'hui où la nature microbienne du rhumatisme est à

peu près admise de tout le monde ! Et ces nombreux cas de paralysie agitante où l'infection seule constitue toute l'étiologie, ne viennent-ils pas confirmer la théorie infectieuse de la maladie de Parkinson ! Quelle autre cause invoquer chez Coq... (observ. III), homme robuste et bien portant, qui n'a jamais été malade, dont les parents proches et éloignés n'ont aucune affection, et, qui devient parkinsonnien dans la convalescence d'une grippe ?

Gowers pense que la fièvre typhoïde et la dyssentrie peuvent jouer le rôle de causes occasionnelles.

Charcot cite l'influence pathogénique de l'irritation de certains nerfs périphériques après une blessure ou une contusion.

On a enfin signalé comme causes déterminantes, les excès alcooliques et vénériens. (Bard, in thèse de Rouvillois. Lyon 1898).

Causes prédisposantes. — Rouvillois décrit dans sa thèse le syndrôme parkinsonnien chez les jeunes sujets ; il y a réuni une dizaine d'observations. Nous ne craignons pas de dire que ce sont là des raretés pathologiques. Dans la plupart de ces observations le syndrôme parkinsonnien est lié à l'hystérie, de sorte qu'il est bien difficile de dire ce qui revient à l'une et à l'autre de ces deux affections. La maladie de Parkinson est donc, nous l'avons déjà dit, une maladie de l'âge moyen de la vie. Le sexe ne paraît pas avoir d'influence, hommes et femmes sont indifféremment atteints.

Parmi les causes prédisposantes, la première et la plus importante est l'hérédité nerveuse. — D'après

Charcot elle pourrait être retrouvée dans la plupart des cas. L'hérédité directe ne figure pas dans l'étio·logie de la maladie de Parkinson, pas plus du reste que l'hérédité indirecte, bien que Gowers l'ait admise dans quinze pour cent des faits.

Au sujet de l'hérédité, Leroux (thèse de Paris 1880) avait posé les conclusions suivantes : 1° les causes extérieures, émotions morales, froid humide, irritation des nerfs périphériques, ne sont que des causes déter·minantes qui font éclater une maladie en puissance ; 2° une cause vraie et peut-être la seule, c'est l'hérédité.

Sans doute l'hérédité est une cause très impor-tante. Dans la plupart des cas on retrouve des anté-cédents arthritiques ou névropathiques; mais il en est aussi où·il est impossible d'invoquer l'hérédité. Sur 19 cas, Gauthier ne retrouue aucun antécédent nerveux ou héréditaire.

Les contrées semblent avoir certaines influences. C'est en France que les cas les plus nombreux ont été signalés ; puis viennent l'Angleterre et l'Amérique du Nord.

En résumé, l'émotion, le traumatisme et l'infection, telles sont les trois grandes causes occasionnelles de la maladie de .Parkinson. L'hérédité arthritique ou névropathique n'agit que comme cause prédisposante.

II.

Pathogénie.

La localisation unilatérale des symptômes d'une affection, ne saurait avoir d'autre pathogénie que celle de l'affection elle-même. C'est donc de la pathogénie de la paralysie agitante que nous allons nous occuper dans ce chapitpe.

Malgré les nombreux travaux auxquels elle a donné lieu, malgré les opinions multiples qui ont été émises à ce sujet, la pathogénie de la maladie de Parkinson n'est pas encore établie d'une façon définitive. Nous ne voulons pas nous engager dans cette voie de la pathologie nerveuse, où les plus grands neurologistes se sont égarés. Nous nous bornerons à passer en revue les principales théories qui ont été émises sur cette question, en insistant surtout sur celles qui, semblent le mieux répondre à la majorité des cas.

La maladie de Parkinson est une névrose. Telle est l'opinion la plus ancienne encore admise aujourd'hui par beaucoup d'auteurs ! Mais comment admettre une névrose qui, pendant des années, évoluerait d'une façon lente et progressive sans rémission aucune, sans atténuation passagère des phénomènes nerveux, vers la cachexie parkinsonniene pour aboutir fatalement à la mort ?

Depuis quelques années, cependant, on tend admettre que la maladie de Parkinson n'est pas une névrose. Les diverses modalités de l'affection, ses particularités cliniques, les analogies nombreuses, qui les unissent aux affections à lésions déterminées, confirment de plus en plus l'idée du syndrôme, manifestation externe d'une lésion anatomique détérminée, mais encore inconnue.

En 1887, Dubief, dans sa thèse intitulée « *Essai sur la nature des lésions dans la maladie de Parkinson* », pense qu'elle a pour substratum anatomique des lésions de sénélité de l'axe cérébro-spinal et qu'elle ne diffère de la sénilité vraie que par l'établissement précoce et l'exagération des lésions dites séniles. Mais alors comment expliquer le syndrôme Parkinsonnien, non pas chez des sujets ayant dépassé la cinquantaine, et qui même ne présentent aucun stig·mate de sénilité, mais chez des sujets de 15 à 20 ans et même chez des sujets qui n'ont pas atteint l'âge de la puberté? Et cependant, d'après les autopsies de Dubief, il existe des cas irréfutables avec les seules lésions de la sénélité des centres nerveux.

Nous avons vu au chapitre précédent, quels liens étroits unissaient l'hémiplégie parkinsonniene aux tremblements præ et post-hémiplégiques. C'est toujours de l'incoordination sous des formes variables, hémiathétose, hémichorée. Si donc, comme l'a dit Nothnagel, sur le trajet des fibres motrices il existait une localisation spéciale de ces hémitremblements, leurs sièges seraient très voisins et le même ordre de fibres serait intéressé. Les mêmes relations peuvent exister avec la sclérose en plaques, et à l'autopsie on trouve les lésions de cette dernière affection. Souvent aussi les recherches nécropsiques sont négatives. Faut-il alors avouer que la paralysie agitante est une affection *sine materia* ou incriminer seulement nos faibles moyens d'investigation?

Des lésions étant admises, quelles sont-elles? Deux grandes théories résument tous les travaux faits sur cette question, d'une part la théorie musculaire, d'autre part la théorie nerveuse.

Théorie musculaire. Vesselle (th. de Lyon 1881)(1), constate, à l'autopsie d'un malade de M. Teissier, des modifications importantes dans le système musculaire. Les muscles extenseurs ainsi que les muscles du dos et de la nuque présentaient une coloration jaune pâle et étaient comme lardacés. C'était une véritable sclérose du muscle débutant par des noyaux isolés. Dans un cas de M. Pierret, même transformation fibreuse. MM. Pierret et Teissier concluent à une dystrophie musculaire se rattachant au rhumatisme.

Gauthier de Charolles (2), fait jouer le principal rôle à la phosphaturie qui dépendrait elle-même des fatigues musculaires exagérées.

Blocq (3) et Onanoff ont décrit l'existence dans les faisceaux musculaires de cavités fusiformes ayant l'aspect de noyau de dattes.

Brissaud (4), enfin, adopte la théorie du tonus musculaire. L'attitude soudée, la rigidité musculaire qui sont les éléments essentiels de la maladie de Parkinson, seraient dues à une exagération fonctionnelle du tonus musculaire. « Le tonus musculaire, dit Brissaud, est cet état qui n'est ni la contraction proprement dite, ni le relâchement complet du sommeil chloroformique, mais un état intermédiaire, permanent, équivalent à une véritable fonction ». Et, pour

(1) Wesselle. — « Essai sur une forme rhumatismale de la paralysie agitante ». Thèse de Lyon, 1881, n° 88.

(2) Gauthier. — *Lyon Médical*, 1818.

(3) P. Blocq. — Thèse de Paris, 1888. (Des contractures).

(4) Brissaud. — « Sur la nature et la pathogénie de la maladie de Parkinson ». Journal de méd. et de chir. prat. Paris, 1894, IXV.

expliquer cette exagération du tonus, il faut supposer
une irritation, permanente périphérique ou centrale,
stimulant d'une façon continue les fibres centripètes
des arcs réflexes. Cette théorie peut tout au plus se
soutenir dans les cas très rares où l'affection aurait
été la conséquence d'une irritation des nerfs périphériques.

Barthez et Grasset ont expliqué l'exagération du
tonus par la perte ou la diminution de la force de
situation fixe. Cette force de situation fixe, ou force
inhibitrice est le pouvoir qu'à chacun de nous
d'arrêter un membre à n'importe quel stade d'un
mouvement et de le fixer énergiquement dans cette
position. Si cette force, qui maintient le membre au
repos, vient à manquer, le membre tout entier se
met à trembler. Cette théorie très belle, n'a malheureusement jamais été démontrée.

Théorie nerveuse. En 1817, Parkinson (1) indique
déja l'induration du pont de Varole et de la moelle
allongée. Leubuscher en 1854, Oppoltzer en 1861,
Leyden (2) en 1864, ont trouvé a l'autopsie de Parkinsonniens des lésions scléreuses de la protubérance et
de la moelle. Boucher (3) (thèse de Paris 1877), signale
un cas de paralysie agitante unilatérale gauche où
l'autopsie fit découvrir une tumeur ostéo-fibreuse dans
la partie du corps opto-strié droit. Luys (4) en 1880

(1) Parkinson. — Loc. cit.
(2) Leyden. — Foll von Paralysis agitans des rechten Armes, in
Folge der Entovickelung cines sarcoms in linkon Thalamus
(Wischow Archiv., 1864).
(3) Boucher. — Thèse de Paris, 1877.
(4) Luys. — Société de Biologie, 1880.

(*Société de Biologie*) constate une induration protubé-rantielle et bulbaire. Demange (1) *(Revue de Méde-cine* 1882) trouve une myélite interstitielle des cordons latéraux associée à une sclérose périependy-maire.

En 1888, M. le Prof. Teissier (2) a trouvé des lésions de la zone protubérantielle. Quelques mois plus tard Gauthier (3) a observé dans deux cas, une sclérose diffuse des cordons latéraux, s'étendant jusqu'au voi-sinage de la colonne de Clarke.

Borghérini a signalé, il y a dix ans, un épaississe-ment de la névroglie autour du canal épendymaire, sur toute la hauteur de la mœlle. Il a trouvé égale-ment une altération des racines antérieures, des troncs nerveux périphériques et des rameaux du grand sympathique.

Dutil (4) (thèse de Paris, 1891), signale deux tumeurs gliomateuses, l'une dans la partie post de la couche optique droite, l'autre ayant détruit la presque tota-lité de la couche optique gauche.

Dana (5) (*New-York medical*, 1893), a trouvé une myélite interstitielle diffuse. Koller (6) pense que la maladie de Parkinson est une sclérose des tuniques artérielles.

---

(1) Demange. — Mouvements choréiformes par une tumeur céré-brale. (*Revue de Méd. de l'Est*, 1879).

(2) Teissier. — Pathogénie de la paralysie agitante. *Lyon Médical*, 1888.

(3) Gauthier. — Nouvelles considérations sur la maladie de Parkinson, *Lyon Médical*, 1895.

(4) Dutil. — Des tremblements hystériques. (Th. de Paris, 1891).

(5) Dana. — *New-York Médical*, 1893. M. J. IVII.

(6) Koller. — *Arch. f. path. und phys.*, 1891.

Sass (1), de Saint-Pétersbourg, a observé chez une femme de 75 ans, un foyer de ramollissement par arterio-cilérose dans le sillon artériel du bulbe avec oblitération du canal de l'épendyme, myosite et névrite périphérique chronique interstitielle.

Blocq et Marinesco (*Société de Biologie*, 93), ont trouvé chez un malade de Charcot, représentant le type classique du Parkinsonnien, un tubercule dans l'épaisseur du pédoncule cérébral droit. Cette tumeur, du volume d'une olive, était située, en grande partie, dans le locus niger de Sœmmering et de telle sorte qu'elle n'intéressait ni le pied du pénoncule, ni le pédoncule cérébelleux supérieur.

Olivier, Simon, Khune et Charcot n'ont trouvé que des lésions banales de sénilité, et même dans certains cas il n'existait aucune lésion.

Enfin Ballet et Faure, dans la *Revue neurologique* (février 1898) ont décrit en outre des lésions vasculaires et scléreuses, des ruptures nombreuses des prolongements protoplasmiques des cellules.

Voilà résumé, tout ce qui a été dit et fait sur la pathogénie de la maladie de Parkinson. La plupart des lésions que l'on a décrites ont le grand tort de n'avoir été vues que par ceux qui les ont signalées. Beaucoup d'auteurs les ont recherchées à leur tour; ou bien ils ont trouvé des lésions tout à fait dissemblables, ou bien ils n'ont rien trouvé du tout.

Que faut-il donc conclure de cette diversité de lésions?

(1) Sass. — Saint-Pétersb. *Méd. Woch.*, 18 mai 1891.

Faut-il admettre avec Furstner (1) que ce sont des lésions « contingentes », c'est-à-dire qui peuvent indifféremment exister ou ne pas exister ; ou bien faut-il faire de ces lésions la cause *sine qua non* de la paralysie agitante?

Nous croyons qu'il n'est plus permis aujourd'hui de douter de l'existence d'une lésion cérébro-spinale. Mais toute la difficulté réside dans la détermination du siège de cette lésion.

Si nous avions une opinion à émettre nous nous rangerions à celle de Brissaud. Il ne nous paraît pas invraisemblable que l'affection qui nous occupe ne soit la conséquence d'une irritation permanente du centre supérieur du tonus musculaire. Charcot et Pierret, en effet, ont démontré que le tremblement peut être produit par des lésions siégeant dans le voisinage du faisceau pyramidal, l'irritant sans le détruire.

Or le locus Niger de Sœmmering, situé au contact du faisceau pyramidal « aux confins des fibres des mouvements volontaires et de celles des mouvements automatiques » semble être le point d'élection de la lésion anatomique de la paralysie agitante. Sa situation au voisinage des noyaux bulbaires de la face et du faisceau psychique nous rend compte « des troubles de la mimique et même des troubles apparents de l'état mental ». Il n'est pas nécessaire, croyons-nous, que la lésion occupe exactement le locus niger. Une lésion du voisinage, couche optique par exemple, peut

(1) Furnster. — Ueter, multiple Sclerose und Paralysis agitans. (*Arch. f. psychiatrie*, 1898).

par compression déterminer le syndrome parkinsonnien. Que la lésion soit bilatérale, nous aurons le
tableau complet de la maladie de Parkinson ; qu'elle
soit unilatérale et nous aurons la paralysie agitante
unilatérale.

CHAPITRE III

Diagnostic des tremblements præ et post-hémiplégiques.

Avant d'aborder l'étude du diagnostic différentiel de la paralysie agitante unilatérale, nous étudierons d'abord les différents tremblements avec lesquels l'affection peut être confondue.

« Il y a trente ans seulement, dit Barthout (1) dans sa thèse, on ne décrivait chez les hémiplégiques que les contractures et le tremblement simple, vulgaire, sans aucun qualificatif ou plutôt on rapportait tout à ce tremblement sans distinction aucune, mais depuis cette époque les cliniciens ont analysé ces tremblements et les ont classés sous différents noms ».

Il arrive souvent qu'à la suite d'une hémiplégie organique par hémorragie ou ramollissement surviennent dans les membres paralysés des mouvements plus ou moins caractérisés et définis.

Tantôt c'est un hémiplégique de date plus ou moins récente, qui est frappé d'une incoordination motrice de tout son côté paralysé; alors, que voyant peu à

(1) Barthout. — De l'hémiataxie post-hémiplégique. Thèse de Paris, 1898.

peu revenir les mouvements dans ses membres inertes ou contracturés, il renaissait à l'espoir d'une guérison prochaine ; tantôt c'est un individu sain ou paraissant tel, qui tout à coup sans prodromes, le plus souvent, soit qu'il perde ou conserve sa connaissance, tombe sous le choc apoplectique, et aussitôt se développe, limité à l'une ou l'autre moitié du corps, un tremblement de caractère variable, continu ou intermittent, qui ne cesse que pour laisser la place à l'hémiplégie qui le suit pas à pas. Nous ferons rentrer dans ce cadre des hémitremblements d'origine cérébrale, l'hémichorée et l'hémiathétose, ainsi qu'un certain nombre d'autres mouvements moins bien différenciés et définis, mais qui par leur rythme particulier peuvent simuler la paralysie agitante.

Au point de vue de leur apparition ces tremblements peuvent être divisés en præ et post-hémiplégiques.

Passons en revue les principaux.

I.

Tremblements post-hémiplègiques.

Hémichorée. — Le plus fréquent des tremblements post-hémiplégiques est peut-être l'hémichorée. Elle a surtout été bien étudiée par Charcot, Lépine (1), Raymond (Thèse de Paris 1876) (2). Voici comment ce dernier auteur la définit : « Il faut comprendre sous le

(1) Lépine. — Des localisations cérébrales. Thèse d'agrégation.
(2) Raymond. — Etude anat. phys. et clinique sur l'hémianesthésie, l'hémichorée, etc... Th. de Paris, 1876.

nom d'hémichorée post-hémiplégique ou post-hémor-
ragique ou præ-hémorragique des mouvements se
montrant dans les membres supérieurs et inférieurs
du côté qui est déjà depuis quelque temps le siège de
l'hémiplégie ou qui va le devenir, mouvements ana-
logues à ceux de la chorée ordinaire en ce sens qu'ils
sont comme ceux-ci, involontaires, qu'ils s'exagèrent
pendant les mouvements intentionnels et qu'ils sont
continus excepté pendant le sommeil ».

L'hémichorée symptomatique est donc caractérisée
par des mouvements involontaires siégeant dans les
membres supérieurs et inférieurs. C'est à l'étude de
ces mouvements que nous allons consacrer ce paragraphe.

D'abord faibles, peu étendus, ces mouvements
hémichoréiques augmentent rapidement d'ampleur
pour arriver bientôt à leur maximum d'intensité.

Leur caractère principal est d'être involontaires.
Bien que le malade ne veuille faire aucun mouvement,
ses membres sont dans une instabilité permanente
que le sommeil seul fait cesser.

Le bras, souvent aussi la jambe du même côté sont
le siège de ces mouvements involontaires. Au membre
supérieur, la main est sans cesse agitée par des mouvements brusques de flexion et d'extension des doigts.
Quelquefois même on observe des mouvements de
flexion et d'extension de l'avant-bras sur le bras.

Au membre inférieur, les muscles droit antérieur
de la cuisse et les vastes se contractent sans cesse et
« soulèvent la rotule d'une façon presque régulière ».
Les contractions des muscles de la jambe portent

alternativement le pied en abduction ou en adduction, en flexion ou en extension. Il faut une grande attention pour retrouver ces mouvements au repos ; en revanche la marche et tous les mouvements en général les exagèrent et leur donnent une amplitude beaucoup plus grande.

Raymond a décrit le phénomène suivant comme se passant pendant l'exécution des actes volontaires : « L'acte même que le malade veut accomplir est entravé par des secousses souvent violentes, sortes de mouvements rythmiques très étendus. S'il veut se mettre en marche, la jambe se fléchit sur la cuisse, le pied, au moment où il se détache du sol, se projette en dehors ou en dedans, sa pointe se baisse ou se relève alternativement, et lorsque le pied va toucher le sol, il décrit une sorte de courbe oscillatoire de dehors en dedans, qui dure un instant, jusqu'à ce que tout mouvement ait cessé ; les secousses se communiquent au corps tout entier. Au lit, lorsqu'on ordonne au malade de lever les jambes, pareils phénomènes se produisent, mais avec moins d'intensité. »

Les membres ne sont pas toujours les seuls atteints ; les muscles de la face du même côté penvent l'être également. Ces contractures donnent au facies, avec l'assymétrie, une expression bizarre qu'il est facile de confondre avec le facies « figé » du Parkinsonnien.

Tels sont les principaux caractères du tremblement de l'hémichorée symptomatique. Le tremblement de l'hémichorée vraie ne diffère du précédent que par sa plus faible amplitude, par l'âge du sujet chez qui il s'est installé, par l'absence enfin de l'ictus apoplectique, manifestation externe de l'hémorragie cérébrale.

L'hémichorée est presque toujours accompagnée de contracture et d'hémianesthésie. Le siège, dit Raymond, doit être évidemment voisin de celui de l'hémianesthésie, puisqu'elles existent si fréquemment ensemble, et il confirme les idées de Charcot en localisant celle-ci, d'après de nombreuses autopsies « au pied de la couronne rayonnante, dans sa partie postérieure; quelquefois la partie postérieure de la couche optique ». Et le faisceau qui « détruit, irrité ou comprimé », produit l'hémichorée, serait, d'après Charcot (1) et Raymond (2), en avant des fibres qui servent de voies aux impressions sensitives.

Nous avons cru intéressant de rapporter ici l'observation suivante, qu'a bien voulu nous communiquer M. le Prof. Lépine :

Ramollissement du corps strié (avec participation de la capsule interne) ayant amené une chorée hémiplégique et un diabète sucré.

X..., âgée de 64 ans, chiffonnière, est entrée dans mon service le 17 juillet 1893. Cette femme a eu huit enfants; elle a été très misérable; cependant elle se portait bien, sauf quelques maux de tête, quand, il y a vingt jours, elle a été réveillée la nuit par la sensation que le côté gauche de la face se contractait et que les membres du même côté s'agitaient « malgré elle ». Cette crise dura trois heures environ, après lesquelles la malade s'est trouvée mieux;

(1) Charcot. — Leçons sur les maladies du système nerveux, 1877, Tome II, p. 329.

(2) Raymond. — Loc. cit.

mais depuis ce moment, les membres du côté gauche sont le siège de mouvements qui n'ont pas tardé à s'accompagner d'une sensation de fatigue.

A son entrée, on observe dans les deux membres du côté gauche des mouvements choréiques assez lents, assez étendus, avec des paroxysmes et des périodes d'accalmie. Un peu de parésie musculaire de ce côté seulement. Au dynamomètre : main droite 25, main gauche 16; *pas de troubles de la sensibilité;* pas de mouvement de la face actuellement. Le réflexe rotulien est aboli à gauche; il est simplement diminué à droite.

Au bout de quelques jours, la malade, un peu améliorée, a quitté le service pour travailler.

Elle rentre le 18 mars 1897, faible, amaigrie et cachectique. Elle a éprouvé de la soif il y a trois ans et tousse depuis deux ans. Elle a des sueurs profuses et ressent de la fièvre le soir. L'examen physique de la poitrine révèle des signes de ramollissement aux deux sommets, et celui des urines indique l'existence d'un diabète qui *faisait défaut lors du premier séjour* de la malade et qui, d'après les anamnestiques (soif), a précédé la phtisie actuelle. La quantité de sucre dépasse 45 grammes par litre, et il y a environ de deux à trois litres d'urine dans les vingt-quatre heures.

Quant à la chorée, les mouvements désordonnés ont bien diminué depuis quatre ans; ils manquent complètement quand la malade ne veut pas exécuter de mouvements.

Pendant les semaines suivantes, la glycosurie a diminué; l'état de la malade est allé en déclinant. Elle a succombé le 23 juin.

Autopsie. — L'encéphale est d'apparence normale, sauf que les artères de la base sont athéromateuses. Le mésocéphale et l'isthme de l'encéphale sont parfaitement sains; le plancher du quatrième ventricule n'offre rien de particulier à noter.

L'hémisphère gauche, coupé en tranches fines, ne présente rien d'anormal; mais la tête du noyau caudé, vue par le ventricule, est le siège d'une perte de substance avec dépression (ramollissement jaune typique) qui paraît atteindre le volume d'une petite amande. Une section à ce niveau permet de constater que la lésion s'étend à *plus* d'un centimètre dans l'épaisseur de la substance grise et *intéresse légèrement la partie postéro-interne du genou de la capsule interne* dans une certaine étendue; pas d'autre lésion appréciable de l'encéphale ni de la moelle. Cavernes au sommet des deux poumons. Cœur un peu flasque (230 gr.); rate, 170 gr.; reins, 250 gr.; foie un peu gros, 1200 gr. Le pancréas est plutôt petit, à lobules bien distincts et d'aspect jaunâtre.

Il est certain que le ramollissement siégeant en avant du genou de la capsule interne est la cause de l'hémiplégie gauche. L'examen le plus minutieux n'a pas montré dans l'hémisphère droit d'autre foyer que celui de la tête du noyau caudé, et ce noyau intéressait visiblement la capsule interne immédiatement en arrière du genou. J'ajoute que ce ramollissement paraissait bien dater de trois ou quatre ans. Jusque là, pas de difficultés; mais on hésitera peut-être à voir dans cette lésion la cause de l'hémichorée.

Charcot, en effet, se fondant sur quelque faits où la chorée coexistait avec une hémianesthésie, a établi autrefois « *qu'à côté*, en avant sans doute des fibres qui, dans la couronne rayonnante, servent de voies aux impressions sensitives, il est des faisceaux de fibres douées de propriétés motrices particulières, et dont l'altération déterminerait l'hémichorée ».

Raymond a beaucoup contribué à rendre classique l'opinion de Charcot: d'une part, il a relevé dans un bon nombre de relations d'autopsie d'hémichorée « que le pulvinar, partie postérieure de la couche optique, était détruit, ainsi que les fibres de la couronne rayonnante qui abordent cette partie de la couche optique et celles qui en partent ». D'autre part, à l'aide d'un instrument spécial, il a pu produire expérimentalement l'hémichorée chez le chien, en lésant la partie postérieure de la capsule interne et la couche optique.

Enfin, il convient d'ajouter qu'un très grand nombre de faits cliniques, soit d'hémichorée, soit d'athétose, sont venus depuis témoigner en faveur de la localisation indiquée par Charcot.

Mais s'il est incontestable que les lésions de la partie

postérieure de la capsule interne provoquent, avec une prédilection toute particulière, le développement des mouvements choréiques, il est d'autre part certain que des lésions ayant un tout autre siège peuvent aussi en produire, *parce qu'elles intéressent le faisceau pyramidal*, soit dans une partie quelconque de l'encéphale, soit même dans la moelle (Pierret). C'est ce qui résulte d'un bon nombre de faits qui paraissent rigoureusement observés (1). Je laisse de côté ici la question de savoir si, dans quelques cas, comme semblent l'indiquer les rédacteurs des observations, l'hémichorée a pu être produite par des lésions *localisées* dans ces noyaux gris (couche optique, noyau caudé). La discussion de ces faits, d'ailleurs rares, m'entraînerait trop loin. Qu'il me suffise de rappeler que dans le cas actuel le ramollissement de la tête du noyau caudé avait envahi très nettement une petite portion de la capsule interne, immédiatement en arrière du genou. Notre observation rentre donc dans le cadre des faits connus, et ce qu'elle présente seulement de remarquable, c'est que la lésion siège beaucoup plus en avant que d'habitude.

Je suis porté à admettre que cette même lésion a été la cause du diabète : les anamnestiques nous apprennent qu'avant l'attaque de juillet 1893 cette femme n'avait aucun signe de cette maladie ; en second lieu, il est impossible de trouver chez elle une autre cause de diabète ; enfin, il est certain que cette lésion en est une cause suffisante.

En effet, il est actuellement établi que l'irritation des points *les plus variés* de l'encéphale *peut* amener le développement d'une glycosurie. Assurément, une lésion brusque de la partie du mésocéphale, où Cl. Bernard a fait

---

(1) Voir notamment : Kahler et Pick (*Prajer Vierteljahrschrift*, 1879) ; Ricoux, élève de Demange (Th. de Nancy, 1882) ; Demange (*Revue de méd.*, 1883, p. 371) ; Pierret (*Comptes rendus de la Société des sciences médicales de Lyon*, 1883, p. 62), etc., mais surtout les deux importants mémoires de Bidon (*Revue de méd.*, 1886, p. 667) et de Stéphane (*Ibid.*, 1887, p. 204), et la thèse de Mongin (Th. de Paris, 1887). Les quelques observations d'hémichorée avec autopsies publiées dans ces dernières années ne modifient pas les conclusions des travaux que je viens de citer.

sa fameuse piqûre, la détermine à coup sûr, tandis qu'une lésion du corps strié n'amène qu'exceptionellement ce résultat, mais elle peut l'amener. Le fait est incontestable (1).

Il ne faut pas, d'ailleurs, se hâter lorsque coexistent une lésion cérébrale et un diabète, de conclure que le premier est la cause du second. La relation peut, dans certains cas, être inverse, comme l'ont très justement soutenu Marchal (de Calvi) (2) et Charcot (3) ; car chez les diabétiques, il n'est pas rare de trouver des lésions nerveuses très variées de siège, qui sont consécutives à la dyscrasie diabétique (ou plutôt aux dyscrasies multiples qui compliquent l'hyperglycémie) (4). Mais dans le cas actuel, comme je l'ai fait remarquer plus haut, l'histoire clinique des accidents nous apprend que la lésion nerveuse a précédé le diabète. L'interprétation que je donne à la présente observation me paraît donc absolument justifiée.

Hémiathétose. — L'hémiathétose est encore un des tremblements post-hémiplégiques les plus fréquents. Oulmont (5) la définit ainsi : « L'hémiathétose est un phénomène symptomatique d'une lésion cérébrale consistant essentiellement en mouvements involon-

(1) C'est pour ce motif que, selon moi, la glycorurie et même le diabète persistant ne peuvent prouver l'existence d'une lésion du mésocéphale *en l'absence d'autres symptômes de localisation.*

(2) *Recherches sur les accidents diabétiques*, Paris, 1864.

(3) *Clinique des maladies du système nerveux*, 1892, t. I, p. 258.

(4) Voir Mary : Troubles nerveux chez les diabétiques (Th. de Paris, 1881) ; Escudie : Des hémiplégies dans la diabète (Th. de Paris, 1883) ; Bernard et Féré (*Archives de Neurologie*, 1883, t. IV, p. 336) ; Raymond et Artaud : Hémiplégie nerveuse an cours d'un diabète (*L'Encéphale*, 1883) ; Blanchet ; Paralysie diabétique (*Gazette des Hôpitaux*, 1885) ; Drouineau : Hémiplégies diabétiques (*Ibid.*, 1897, p. 441.

(5) Oulmont. — Etude clinique sur l'athétose. Th. de Paris, 1876.

taires, habituellement continus, lents et exagérés, limités à la main et au pied du côté paralysé ».

L'hémiathétose est donc caractérisée par des mouvements involontaires apparaissant quelques jours, quelques semaines ou quelques mois après le début de l'hémiplégie, quand la paralysie et la contracture post-hémiplégiques rétrocèdent. Les phénomènes se succèdent de la façon suivante : ictus apoplectique, hémiplégie flasque, puis contractures et enfin mouvements athétosiques.

Ces mouvements anormaux sont beaucoup plus limités que dans la forme précédente. Dans l'immense majorité des cas, ils siègent dans les doigts et dans les orteils, quelquefois dans le coup-de-pied pour le membre inférieur. Trés rarement, la face et le cou sont atteints (Oulmont-Gowers) (1).

Ce sont des mouvements lents, exagérés, de flexion et d'extension, d'adduction et d'abduction, éloignant et rapprochant tour à tour les phalanges les unes des autres et les portant alternativement, en masse ou isolément, sur les parties opposées de la main ou du pied.

La lenteur des mouvements, leur amplitude particulière leur a valu de nombreuses comparaisons. Les uns les ont considérés comme des mouvements de préhension, d'autres comme une succession de mouvements intentionnels adaptés à un but. Gairdner enfin les compare à ceux des tentacules d'un poulpe marin.

(1) Oulmont. — Loc. cit. — Gowers. — On athetosis aud posthémiplégie disorders of movements med. chir. Traus, 1876, LIX, page 271.

Les mouvements athétosiques ont pour caractère principal d'être permanents; mais ils diminuent pendant le repos et le sommeil quand l'attention du malade est distraite de son infirmité. Oulmont cite quelques cas où l'hémiathétose ne se manifeste que pendant les actes voluntaires. Au repos on a une attitude particulière caractérisée par la contracture en extension.

Dans les cas de moyenne intensité les mouvements cessent pendant le sommeil; au contraire dans les formes très intenses ils persistent pendant le sommeil et pendant le repos. Les malades sont obligés pour les atténuer d'appuyer vigoureusement la main contre le côté sain.

Ils sont exagérés par les mouvements volontaires, exagérés aussi par les émotions morales vives ou même sans cause appréciable, le moment de la journée, la température de l'appartement, etc...

Il arrive parfois que l'agitation musculaire étant arrivée à son comble, tout à coup les mouvements s'arrêtent, la main fléchie s'étend fortement, les doigts éloignés les uns des autres dans différentes directions, le pouce largement écarté de l'index s'immobilise, se fixe dans cette position, le spasme fixe d'Oulmont est alors constitué.

Au membre inférieur il se produit des attitudes vicieuses en varus ou en valgus, avec prédominance marquée pour la forme en varus.

Ce spasme fixe, cette rigidité ne sont pas absolus. Par un grand effort ou par une pression lente le malade sans aucune douleur fait cesser cette contracture et le tremblement reparaît.

A ces symptômes cardinaux s'en ajoutent d'autres de moindre importance. Presque toujours le côté affecté présente un certain degré d'hémiplégie et d'hémianesthésie.

L'hémiathéthose est souvent consécutive à l'hémichorée, elle en est souvent un reste atténué, une sorte de reliquat. Souvent aussi ces deux affections sont combinées, mouvements choréo-athétosiques de Brissaud et Hallion. Néanmoins elle peut survenir d'emblée comme manifestation symptomatique d'une lésion cérébrale et c'est à ce titre que nous venons de la décrire.

La lésion de l'hémiathétose se confondrait, d'après Charcot et Raymond (1), avec celle de l'hémichorée.

Tremblements variés post-hémiplégiques. — Il existe tout un groupe de tremblements post-hémiplégiques très variés dans leur forme et dans leurs caractères.

Un homme est frappé d'apoplexie, quelques minutes ou quelques heures après l'hémiplégie est installée et au lieu de l'évolution naturelle de cette affection, on voit survenir dans les membres paralysés un tremblement insolite, lent, régulier et de faible amplitude. Peu à peu la rigidité musculaire s'établit. La tête se penche sur la poitrine, le facies que l'hémiplégie avait déjà rendu assymétrique se fige comme celui du Parkinsonnien, les yeux brillent sur un masque impassible, la salivation est abondante. Le malade éprouve une sensation de chaleur

(1) Charcot et Raymond. — Loc. cit.

insupportable, il se découvre continuellement. Bientôt il ne peut rester au lit, il a besoin de marcher, et penché sur une canne, il parcourt à petits pas son appartement pendant des journées entières.

Ces tremblements se produisent tantôt au repos, tantôt ils sont intentionnels et ne se produisent qu'à l'occasion des mouvements volontaires. Ils peuvent se modifier avec le temps sur le même côté paralysé et même changer de forme.

De nombreux faits de ce genre ont été publiés par les auteurs.

En 1877 Westphal cite le cas d'un homme de soixante-dix ans qui, quatre années auparavant, eut une attaque d'apoplexie avec hémiplégie gauche. Quelques semaines après le malade commençait à éprouver un tremblement de la tête et du bras gau·che, puis des membres du côté droit. Le facies devient absolument parkinsonnien, il existait de la rigidité des extrémités.

En 1879 Grasset (Mal. du syst. nerveux, t. ii, p. 503) parle d'une femme hémiplégique à droite présentant un tremblement du bras droit, cessant dans les mouvements volontaires et ayant l'attitude caractéristique du parkinsonnien, facies, sensations de chaleur, etc..., Leyden, Oppoltzer, Auerbach, citent des faits semblables.

En 1881 Th. Buzzard (rapporté par Iankof, thèse de Montpellier 1899) a soigné une femme de soixante-six ans qui fut prise à son réveil de nausées, de vomissements, avec un affaiblissement très marqué du bras et de la jambe gauches. En même temps apparition du tremblement. La malade se plaint de vives chaleurs; les réflexes patellaires et ceux du poignet sont exagérés. L'avant-bras du côté malade est souvent pris d'une vive douleur la nuit.

En 1882 Lecorché et Talamon (1) (Obs. citées par Ricoux et Iankoff) rapportent l'observation d'un homme de soixante-cinq ans qui, depuis deux ans, se plaignait d'engourdissement et de fourmillements dans la jambe et le bras droits. Paralysie passagère qui disparut au bout de quelques jours. Depuis huit jours le côté droit s'affaiblit de nouveau, le malade eut la jambe embarrassée et la tête lourde. A la face, contraction limitée de l'orbiculaire des lèvres qui plisse la lèvre supérieure et la relève vers le nez en produisant une grimace; parole embarrassée, empatée, confuse, bredouillements par moments, pas d'apoplexie. Hémiplégie incomplète à droite sans contractures. La main droite était agitée d'un tremblement continu analogue à celui de la maladie de Parkinson. L'attitude de la main était celle qui tient une plume à écrire. Le tremblement s'arrêtait sous l'influence de la volonté. »

Plusieurs autres cas de ce genre ont été signalés par Ricoux, (Thèse de Nancy, 1882), Brousse, (*Gaz. hebd. S. méd.*, 1886), Johnston, (*Clin. journal, London*, 1896-1897), Bernhardt, (*Arch. de f. Psych.*, 1895).

Que faut-il conclure de cette dernière variété de tremblements post-hémiplétiques? Tous ces malades sont-ils des hémiplégiques ou des parkinsonniens?

(1) Lecorché et Talamon. — Études médicales, 1881.

De nombreuses autopsies de vieux paralytiques ayant présenté ces sortes de tremblements, ont montré simplement les lésions ordinaires de l'hémorragie cérébrale.

D'autre part, Martha (1) prétend dans sa thèse que la paralysie agitante peut quelquefois débuter par un ictus apoplectiforme.

II.

Tremblements præ-hémiplégiques.

Nous avons vu au début de ce chapitre que le tremblement apparaissait tantôt un certain temps après l'hémiplégie motrice, tantôt succédait immédiatement à l'ictus apoplectique, précédant l'impotence fonctionnelle des membres paralysés. Ce sont de ces tremblements, dits præ-hémiplégiques, que nous allons nous occuper maintenant.

Cette forme de tremblements est beaucoup plus rare que celle que nous venons d'étudier; tout au plus en retrouve-t-on une quinzaine d'observations dans toute la littérature médicale ; huit cas rapportés dans la thèse de Ricoux (Nancy 1882), un cas de Grasset (Montpellier, *Méd. et gaz. hebd.*, 1879), et un autre cas publié par Demange (*Revue de médecine de l'Est*, 1882).

Ce tremblement præ-hémiplégique semble pouvoir revêtir des formes multiples : en se basant sur les

(1) Martha. — Attaques apoplectiformes et épileptiformes dans la paralysie agitante. (Th. de Paris, 1888).

conclusions de Raymond et sur les observations publiées par M. Grasset, il semble que ce soit sous l'aspect de l'hémichorée ou de l'hémiataxie qu'il se présente le plus souvent.

Ces mouvements se présentent généralement de la même façon que les tremblements post-hémiplégiques, mais ils ont beaucoup moins d'amplitude et leur durée n'est que de quelques jours. Ils sont le plus souvent localisés à la main, mais ils peuvent s'étendre néanmoins à l'avant-bras et au bras. Rarement ils siègent aux membres inférieurs.

Au bout de quatre à cinq jours leur amplitude diminue, le membre s'engourdit peu à peu et huit jours au plus, après l'ictus, l'impotence fonctionnelle, c'est-à-dire l'hémiplégie succède au tremblement. Qu'un nouvel ictus survienne, l'hémiplégie disparaît et le membre se remet à trembler.

Comme les précedents ces tremblements sont involontaires, ils cessent complètement pendant le sommeil. Les émotions morales vives, les mouvements volontaires les exagèrent.

Leur caractère principal est donc leur courte durée.

Oulmont (1) place sur le même rang, l'hémichorée præhémiplégique et l'hémiathétose primitive. Il s'appuie pour cela sur deux observations qui malheureusement ne sont nì l'une ni l'autre une consécration de ce point de doctrine. Chez un de ces malades il n'y a jamais eu hémiplégie et par conséquent il ne peut y avoir hémiathétose præ-hémiplégique; chez

_____

(1) Oulmont. — Loc. cit.

l'autre, c'est à la suite d'une frayeur que les mouvements athétosiques se sont développés.

En somme, tout en reconnaissant au tremblement præ-hémiplégique la possibilité de se présenter sous différentes formes comme le tremblement post-hémiplégique, nous sommes obligés d'avouer que la clinique est loin de confirmer cette manière de voir. Ce qui est confirmé en tous cas, c'est qu'il existe des mouvements præ-hémiplégiques, dépendant, comme l'hémiplégie elle-même, d'une lésion cérébrale.

III.

DIAGNOSTIC DIFFÉRENTIEL.

Ce court exposé des mouvements præ et post-hémiplégiques va nous faciliter considérablement l'étude du diagnostic différentiel de ces tremblements avec le tremblement de la paralysie agitante unilatérale.

En suivant le plan que nous avons adopté dans le paragraphe précédent nous ferons successivement le diagnostic de la maladie de Parkinson unilatérale avec les hémitremblements post-hémiplégiques, hémichorée, hémiathétose; avec les tremblements præ-hémiplégiques; avec tous les tremblements enfin qui de près ou de loin peuvent induire en erreur et simuler à un certain degré le syndrome parkinsonnien.

Hémichorée symptomatique. — Le diagnostic de la paralysie agitante unilatérale et de l'hémichorée est en général facile. Le début de la maladie de Parkinson, quelquefois rapide, est habituellement lent et insidieux. Le tremblement d'abord peu marqué transitoire s'établit bientôt définitivement et devient incessant ! L'émotion l'exagère, les mouvements volontaires l'atténuent, il se calme pendant le repos pour disparaître complètement pendant le sommeil. Il est constitué par des oscillations lentes, régulières, six à sept à la seconde, entraînant les mains en dedans ou en dehors, décrivant ainsi une courbe régulière à grand axe vertical. Le pouce se meut sur les autres doigts, le malade émiette du pain, roule une boulette. Le pied est souvent agité d'un mouvement analogue à celui que fait le musicien qui bat la mesure avec son pied. Enfin on a souvent les phénomènes de propulsion, de rétropulsion ou de latéro-pulsion.

Bien différent est le tremblement de l'hémichorée. Les mouvements sont plus étendus, non seulement la main, mais le membre supérieur tout entier est agité, le membre inférieur également prend part à ces mouvements. Le malade est dans une instabilité permanente, il tremble continuellement au repos malgré tous ses efforts. Le tremblement ne disparaît qu'imparfaitement pendant le sommeil. Les actes volontaires, la marche surtout l'exagèrent considérablement. Enfin les muscles du bras et de la jambe se contractent sans cesse brusquement, déterminant des secousses inattendues qui donnent aux membres les attitudes les plus diverses.

Il est certains cas cependant où le tremblement de l'une ou l'autre affection ne se montre pas avec tous ses caractères classiques, et le diagnostic par le tremblement seul peut rester hésitant. Alors, l'attitude soudée du parkinsonnien, la rigidité musculaire, les sensations de chaleur, l'ante ou rétropulsion tranchent la difficulté en faveur de la maladie de Parkinson ; de même qu'un ictus antérieur, une hémiplégie ayant précédé le tremblement font faire le diagnostic en faveur de l'hémichorée symptomatique.

Nous ne saurions insister sur le diagnostic de l'hémichorée vraie, l'âge du sujet seul, impose le diagnostic.

Hémiathétose. — C'est surtout lorsque le syndrôme hémiathétose se montre seul que l'on a à faire le diagnostic avec la paralysie agitante unilatérale. Quelquefois, et c'est le cas le plus fréquent, l'hémiplégie a complètement disparu lorsque l'on est appelé à examiner le malade, et le tremblement seul constitue toute l'affection. D'autres fois l'hémiathétose débute brusquement sans ictus, sans hémiplégie. Grancher a rapporté plusieurs cas où à la suite de maladies infectieuses il a vu survenir brusquement, chez des enfants sans prodrome d'aucune sorte, le syndrome hémiathétose. Ces cas sont évidemment très rares, mais le diagnostic n'en a que plus d'importance. Dans ces conditions les caractères du tremblement peuvent seuls venir en aide au clinicien.

Dans l'hémiparalysie agitante, c'est le segment inférieur des membres qui est atteint. La main est le siège habituel du tremblement, mais l'avant-bras et le bras lui-même peuvent souvent trembler. Les doigts sont continuellement agités d'un tremblement menu, avec prédominance à l'index et au pouce, il rappelle

nous l'avons vu, l'exécution de certains actes coordonnés ; le pied lui aussi est animé de mouvements.
Ce tremblement est essentiellement rythmique, le
parkinsonnien peut sinon l'arrêter du moins le modé-
rer, par l'accomplissement de certains actes volontaires.

Rien de semblable chez l'athétosique. — Ce n'est
plus un tremblement, mais des mouvements désordonnés et incessants. Ils siègent bien comme les précédents à la main et au pied, mais ils y sont localisés,
le reste du membre n'y prend aucune part. Les doigts
se renversent en arrière, le poignet se contourne
brusquement en des attitudes extrêmes qui n'ont
d'autres limites que celles des mouvements articu-
laires eux-mêmes. Le pied prend des attitudes vicieuses en varus ou valgus.

Le tremblement athétosique est permanent, il est
absolument impossible au malade non pas de l'arrêter
mais seulement de le diminuer par n'importe quel
moyen. — Au début de l'affection et au repos le tremblement est moins marqué, mais il existe. A l'inverse
de ce qui se passe chez le parkinsonnien, les mouvements volontaires l'exagèrent, et lui font acquérir
son maximum d'intensité.

Ces différents caractères suffisent amplement,
croyons-nous, à faire éviter toute erreur. Dans les
cas, les plus fréquents à coup sûr, où l'hémiathétose
est symptomatique d'une lésion cérébrale, les commémoratifs aideront au diagnostic.

Tremblements variés post-hémiplégiques. — Ces
tremblements sont peut-être les plus difficiles à dis-

tinguer du véritable tremblement parkinsonnien. Non seulement leurs caractères et leur rythme sont identiques ; mais les malades présentent parfois le facies type de la maladie de Parkinson ainsi que les principaux symptômes subjectifs de cette affection.

Si le malade vous déclare nettement qu'il a eu une attaque apoplectique, que tout un côté du corps est resté paralysé pendant un certain temps, que depuis que les mouvements reviennent il s'est mis à trembler, le diagnostic est évidemment facile et l'on est en présence d'un hémi-tremblement post-hémiplégique, symptomatique d'une lésion cérébrale en foyer.

Mais il arrive souvent que sans ictus, le tremblement s'établit insidieusement en même temps que l'hémiplégie qui n'est du reste qu'une simple parésie et passe le plus souvent inaperçue. Le malade ne voit que le tremblement et ne se plaint que de cela. — On comprend facilement que le diagnostic est alors, non pas impossible, mais excessivement difficile, et la recherche minutieuse des stigmates du parkinsonisme peut seule nous faire éviter l'erreur.

Diagnostic des tremblements præ-hémiplégiques. — Nous avons vu que dans certains cas le tremblement précède l'hémiplégie. S'il prend dès le début le rythme parkinsonnien, il est bien difficile d'affirmer qu'il ne s'agit pas d'un syndrome de Parkinson compliqué d'un ictus apoplectique, mais bien d'un tremblement præ-hémiplégique. La recherche attentive des différents caractères du tremblement est la seule ressource du clinicien.

Les oscillations, l'amplitude, le siège exact, la nature des mouvements, flexion, extension, abduction, adduction peuvent contribuer pour beaucoup au diagnostic. Le tremblement est-il permanent, s'arrête-t-il ou s'exagère-t-il sous l'influence des actes volontaires, s'atténue-t-il au repos, disparaît-t-il complètement pendant le sommeil, tels sont les renseignements à rechercher d'une façon minutieuse pour avoir quelques chances d'arriver à un diagnostic sûr.

Mais si au tremblement s'ajoutent d'autres symptômes de parkinsonisme, si la main qui étend le membre éprouve une sensation de résistance quasi élastique, se rapprochant de la rigidité cadavérique ; si les sensations de chaleur apparaissent, si le facies devient caractéristique, il faudra bien admettre le syndrome dé Parkinson se compliquant d'un ictus apoplectique.

Il peut arriver qu'un malade atteint de paralysie agitante avec tremblement généralisé de tous les membres soit frappé d'hémorragie cérébrale. Après cet ictus on voit le tremblement cesser complètement dans le côté hémiplégié, persister au contraire dans le côté opposé. On peut se demander dans ce cas, si l'on est pas en présence d'une hémichorée symptomatique præ-hémorragique. La nature du tremblement fait faire alors le diagnostic.

Nous ne ferons que signaler le tremblement de l'hémi-sclérose en plaques. Son caractère essentiel est d'être un tremblement intentionnel celui de la paralysie agitante est d'être involontaire.

Le tremblement sénile occupe la tête et les mâchoires. Il gagne rarement les membres, surtout ceux d'un seul côté.

L'alcoolisme, les empoisonnements chroniques (plomb, mercure, arsenic, sulfure de carbone), la paralysie générale, la crampe des écrivains, certains états adynamiques déterminent souvent des tremblements. Nous dirons seulement à ce sujet qu'ils ne sont que très rarement, sinon jamais, sous forme hémiplégique, qu'ils ont tous un caractère spécial et qu'ils sont toujours accompagnés d'autres manifestations symptomatiques de l'affection causale.

IV.

Diagnostic de la maladie de Parkinson unilatérale sans tremblement.

Nous avons vu au chapitre premier que le tremblement n'était pas un symptôme essentiel de la maladie de Parkinson, que quelquefois il pouvait manquer et que la rigidité musculaire seule constituait à peu près toute la symptomatologie de l'affection. On peut être embarrassé dans ce cas et se demander si l'on a pas à faire à une hémiplégie vulgaire.

Nous allons rapidement étudier le diagnostic de ces formes de paralysie agitante unilatérale sans tremblement avec les différentes hémiplégies.

Hémiplégie générale. — L'hémiplégie vulgaire avec dégénérescence secondaire du faisceau pyramidal, offre de grandes analogies avec l'hémiplégie parkinsonnienne.

Les malades présentent la même déviation de la face, la même attitude des membres ; ils marchent en fauchant dans les deux maladies.

L'émiplégie vulgaire a succédé le plus souvent à une attaque apoplectiforme, et les contractures qui l'accompagnent sont en général tardives.

Dans la maladie de Parkinson l'hémi-raideur est toujours progressive.

Dans l'hémiplégie vulgaire l'orbiculaire des paupières n'est jamais touché, le malade peut fermer complètement son œil qui garde son aspect et ses dimensions.

Chez le parkinsonnien hémiplégique il existe presque toujours une diminution apparente du volume de l'œil. Celui-ci paraît plus petit, et les larmes faute de clignement s'écoulent mal. Les muscles moteurs de l'œil, contracturés « figés » ne peuvent plus imprimer au globe oculaire les mouvements nombreux et variés qu'ils lui impriment à l'état normal. Du côté des membres, chez le parkinsonnien, la contracture est plus apparente que réelle ; on peut redresser les doigts, le mouvement s'effectue et la raideur disparaît. Sous l'influence de la volonté, les mouvements volontaires eux-mêmes sont possibles.

Les réflexes sont toujours exagérés dans l'hémiplégie accompagné de contracture et il existe de la trépidation épileptoïde.

Dans l'hémiplégie parkinsonnienne ils sont le plus souvent normaux, quelquefois diminués et il n'y a jamais de trépidation épileptoïde.

Enfin l'attitude « empalée » des malades, la fixité
du regard, la sensation excessive et désagréable de
chaleur, les troubles du sommeil suffiront pour faire
le diagnostic.

Hémiplégie syphilitique. — Le diagnostic peut
offrir une certaine difficulté quand le sujet n'avoue
pas lui-même la syphilis, d'autant plus que l'hémiplégie syphilitique s'installe lentement, progressivement, le plus souvent sans ictus et sans perte de connaissance. C'est bien là en somme le mode de début
de l'hémiplégie parkinsonnienne sans tremblement.
On doit donc remonter aux prodromes, rechercher la
céphalée nocturne, les vertiges, les attaques épilep-
tiques, les paralysies partielles et surtout les paralysies oculaires. Si l'on ne pouvait arriver au diagnostic par tous ces moyens, le traitement spécifique
lèverait tous les doutes.

CHAPITRE IV.

I.

Pronostic.

Comme celui de la maladie complète, le pronostic de la paralysie agitante unilatérale est extrêmement défavorable. On ne cite aucun cas de guérison et les améliorations sont très rares, même exceptionnelles.

Nous avons cité plusieurs cas, au cours de notre travail où des parkinsonniens hémiplégiques étaient morts hémiplégiques. Ces cas doivent être considérés comme des exceptions.

La localisation unilatérale des symptômes n'est en somme qu'un stade de la maladie, stade qui dure souvent très longtemps, mais qui n'en aboutit pas moins fatalement à l'envahissement du côté resté sain.

Quant la généralisation est survenue, la maladie évolue pour aboutir à l'issue fatale.

La mort peut survenir pendant des attaques apoplectiformes ou épileptiformes. Le plus souvent une affection intercurrente des voies respiratoires vient mettre un terme à ce trop long martyr.

Nous avons dit, en parlant des troubles psychiques, que la maladie de Parkinson offrait, plus que toute autre affection, à la paralysie générale ou à l'aliénatiion mentale un terrain tout préparé. Il arrive en effet, que la folie vient compliquer la paralysie agitante, et le patient meurt alors comme un véritable aliéné.

II.

Traitement.

Pour qu'une thérapeutique soit efficace, il faut qu'elle s'adresse directement à la lésion qui produit l'affection, pour laquelle on l'emploie.

L'ignorance où nous avons été, où nous sommes encore de la lésion exacte de la maladie de Parkinson, explique l'insuccès et le nombre prodigieux des médications employées jusqu'à ce jour.

Il serait fastidieux de rappeler ici les nombreux traitements qui ont été proposés. Le bromure de potassium, le bromure de camphre, tous les médicaments, en un mot, qui ont une action sédative sur le système nerveux ont été employés. La médecine vibratoire, le fauteuil vibrant, le casque vibrant, **la** suspension, l'électrisation ont eu leurs heures de succès et d'insuccès.

Ces dernières années, l'hyosciamine, alcaloïde de la jusquiame, constituait à elle seule presque toute la thérapeutique de la paralysie agitante. Son action est indiscutable, mais de peu de durée. Le tremblement diminue, s'arrête même pour reparaître quelques heures, quelquefois même quelques minutes après l'absorption. La dose employée varie de 1/4 de milligramme à 2 milligrammes.

Tout récemment on a proposé l'hyoscine comme traitement du tremblement parkinsonnien. C'est un alcaloïde isomère de l'hyosciamine, beaucoup plus toxique que ce dernier et paraissant avoir un pouvoir beaucoup plus actif.

Nous avons pu constaté, dans le service de M. le Prof. agrégé Lannois, les résultats obtenus avec l'hyosciamine d'abord, l'hyoscine ensuite.

Le malade, qui fait le sujet de notre observation III, a été mis à son entrée à l'hôpital Saint-Pothin aux granules d'hyosciamine. Ce traitement suivi pendant trois jours ne donne aucun résultat. On fait alors au malade des injections d'hyoscine de 1/2 milligramme. L'effet de cette injection est très manifeste. Quelques minutes après, on voit le tremblement diminuer, puis s'arrêter complètement. Les premiers jours, cet arrêt durait de deux à trois heures. Après huit jours de ce traitement, l'hyoscine arrêtait tout tremblement depuis le moment de l'injection, c'est-à-dire de neuf heures du matin jusqu'à quatre et cinq heures du soir.

Cette action est donc évidente et l'hyoscine doit être considérée comme la médication de choix de la paralysie agitante.

Cet alcaloïde étant très toxique, il faut commencer par des doses très faibles. On a eu, à Lille, avec un milligramme, des phénomènes d'intoxication très grave.

Nous conseillons de commencer par un dixième de milligramme pour atteindre 1/2 milligramme.

CONCLUSIONS

I. — Les symptômes de la maladie de Parkinson peuvent siéger dans un seul côté du corps. Cette localisation unilatérale peut simuler les différents tremblements præ et post-hémiplégiques.

II. — Le diagnostic avec les tremblements préhémiplégiques se fera :

1° Par les caractères, le siège et la durée des tremblements;

2° Par les commémoratifs.

III. — Les deux principaux tremblements posthémiplégiques pouvant en imposer pour la paralysie agitante unilatérale sont l'hémichorée et l'hémiathétose.

Le diagnostic de l'hémichorée symptomatique se fera :

1° Par les caractères du tremblement et spécialement, son exagération, par les mouvements volontaires et par sa persistance pendant le repos ;

2° Par les commémoratifs : ictus, hémiplégie flasque et contractures précédant le tremblement.

Quant à l'hémiathétose, ses attitudes spéciales : renversement des doigts en arrière, pied en varus ou en valgus, empêchent de la confondre avec la maladie de Parkinson unilatérale.

INDEX BIBLIOGRAPHIQUE

Archambault. — Hémichorée post-paralytique. Progrès médical, 1877.

Axenfeld. — Traité des névroses, 1883.

Audry. — Athétose double, 1891.

Babinski. — De quelques mouvements associés du membre inférieur paralysé dans l'hémiplégie organique. Soc. de méd. des hôpitaux de Paris, 1897.

Barthout. — De l'hémiataxie post-hémiplégique. Thèse de Paris, 1898.

Ballet. — Lésions des cellules de la moelle dans un cas de maladie de Parkinson. Revue neurologique, 1898.

Bechet. — Contribution à l'étude clinique des formes de la maladie de Parkinson. Th. de Paris, 1892.

Berbez. — Maladie de Parkinson hémiplégique. Gaz. nebd., 14 juin 1889, page 383.

Bernabel. — Contributo all studio grafico del trémore hello malattia di Parkinson. Bull. de Soc. Lancisiana d'Osp. di Roma, 1892, XI.

Bernhardt. — Formes rares de troubles moteurs post-hémiplégiques. Arch. für psychiatrie, 1895, n° 27.

Berthomieu. — Maladie de Parkinson hémiplégique. Thèse de Toulouse 1895.

Beurmann. — Bull. de Société anat. de Paris, 1876.

Bidon. — Essai sur l'hémichorée symptomatique des maladies de l'encéphale. Revue de médecine, 1886.

Bouchut. — Tubercules ayant détruit la totalité des couches optiques; paralysie agitante. Gaz. des hôpitaux, 1879.

Blocq et Marinesco. — Tremblement parkinsonnien et tumeurs du pédoncule cérébral. Mémoires de la Société de biologie, 1893.

Buzzard. — Hémiparalysie agitante post-hémiplégique. A clin. lect. on skating Palsy, 1881.

Brissaud. — Leçons sur les maladies nerveuses, 1895.
— Leçons sur la nature et la pathogénie de la maladie de Parkinson. J. de méd. et de chir. pratiques, Paris, 1894, IXV.

Camus. — Thèse de Bordeaux, 1885.

Charcot. — Lecons sur les maladies du système nerveux. Leçons du mardi, 1887-1888.

Chabbert (L.). — Paralysie agitante et hystérie. Écho méd., Toulouse, 1893, XIV.

Claveleira. — De la paralysie agitante. Thèse de Paris, 1872.

Dana (Cl.). — Skating Palsy; a clinical ant. pathological study with the reports of two autopsies. N.-York. — M. J. — 1893, IVII.

Dana and Elliot. — A case of par. agit. with autopsy. Section of the cord of a senile dément. Post graduate. N.-Y., 1896, XI.

Debove et Renault. — Du tremblement héréditaire. Société médicale des hôpitaux de Paris, 1891.

DÉJERINE. — Hémianesthésie de la sensibilité générale et spéciale avec hémichorée chez une hystérique; autopsie. Soc. anat. de Paris, in Progrès médical. 1880, page 809.

DEMANGE. — Mouvement choréiformes par une tumeur cérébrale. Revue de médecine de l'Est, 1879.

DERCUM. — Par. agit. Internat. clin. Phila., 1792. E. s. I.

DAUFORTH. — Internat. clin. Phila., 1893, 2 s. IV.

DUTIL. — Des tremblements hystériques. Th. Paris, 1891.

FAURE (L.). — Phénomènes observés du côté sain chez les hémiplégiques. Thèse de Lyon, 1892-1893.

FERNET. — Des tremblements. Th. d'agrég., 1872.

FOURNIER. — Des mouvements choréiques prœ et post-hémiplégiques. Thèse de Montpellier, 1884.

FROENKEL. — Soc. de médecine Berlinoise; Semaine méd., 13 janvier 1892, page 11.

FURSTNER. — Ueber multiple sclerose und paralysis agitans. Arch. f. psychiatrie, 1898.

FUSCHS (A). — Zur symptomatogie de par. agit.. Ztschr. f. clin. méd. Berl., 1894, IXV.

DE FRANCESCO (G.). — Forma frustra di paral. trémula con nota non commune. Incurabili Napoli, 1897, XII.

GAUBIUS. — Pathologie de Gaubius, 1770.

GAUTHIER. — Nouvelles considérations sur la maladie de Parkinson. Lyon méd. 1895, IXXX.

GERMAIN SÉE. — Mémoires de l'Académie de médecine, 1850.

GLORIEUX. — (Mal. de Park.) Cong. internat. de neurol. et psychiat. de 1897, Bruxelles, 1898. 1 fasc., 361.
— Note concernant l'étiologie et la fréquence de la paralysie agitante. Hid. fasc. 2.

GERHARDT. — Ueber das zittern bei par. agit. Deutche ztschr. f. Nervenk. Leipz., 1896-97, IX.

KAHLER ET PIEK. — Pray Viertely, 1879. Centrolb. f. Nervenk, 1879.

KOELISCH, — Contribution à l'étude des mouvements post-hémiplégiques. Dentsche Leitschrift für Nervenheilkunde, 1893, TOME. IV. Revue de Neurologie, 1893, n° 20.

KETSCHER. — Zur pathologischen, Anatomie der Par. agit. Gleichzeitig ein Beitrag zur path-anat des sénilen Nervensystems. — Ztschr. f. Heckl, Berl., 1892. XIII.

KORANGI. — Parkinson fete Kettos hémiplégia essette (Dual hémiplégia of Parkinson). Orvosi hetil., Budapesth, 1899, XIV.

LANDOUZY. — Note sur un cas d'athétose. Bull. de la Soc. anatomique de Paris, 1878.

LECORCHÉ et TALAMON. — Etude faite à la maison municipale de santé, 1882.

LACOSTE. — Contribution à l'étude de la maladie de Parkinson. Th. de Paris, 1887.

LANNOIS. — Par. agit. chez un jeune sujet. Lyon Méd., 1894, XXV.

LAMARCHE. — De la par. agit. Thèse de Montpellier, 1899.

LEROUX. — Thèse de Paris, 1880.

LEVET. — Un cas fruste de par. agit. Dauphiné-Medi. Grenoble, 98, XXII.

LEYDEN. — Maladies de la mœlle épin., trad de Richard et Virg, 1879.
— Hémiparalysie agitante. In Nothnagel « Gehirnkrankheiten », 1879.

MICHAÏLOVSKI. — Etude clinique sur l'athétose double. Thèse de Paris, 1892.

MONGIN. — Etude anat. sur l'hémichorée symptomatique. Thèse de Paris, 1888.

NOTHNAGEL. — Top. diagn. der Gehirnkrankheiten cine clin. studie, Berlin 1879.

GALVAGNI. — Cas d'hémichorée. — Riv. clin. di Bologna, 1880, in Revue des sciences méd., 1882.

GOWERS. — On athetosis aud posthémiplégie disorders of movements méd. chir. Traus, 1876, LIX, page 271.

GRASSET. — Hémiataxie posthémiplégique. — Progrès méd., 19, XI, 1880.
— Article Paralysie in Dect. enc. sc. médicales, page, 559.
— De l'athétose (r. critique), Montp. méd., 1877.
— Tabes combiné (Ataxo-spasmodique (Archives de Neurologie, 1886.

GRASSET et RAUZIER. — Maladies du syst. nerveux, 1894.

GRAWITZ (E.(. — Ucber prodomalsymptôme bei Par-agit Deutsche Méd. Wehschr. Leipz. u. Berl., XX.

HAMMOND. — A. Thréatise of discases of the nervous system. New-York, 1871. Extrait trad. in Archives génér. médeci., 1871, II, 329.

HUNT. — P. nerv. et ment. Disny 1886.

HEHOI (P). — Obs. ou Par. agit. Indian Med. Rec. Calcutta, 1895, VIII.

HALDEMAN (J. S.). — Par. agit. (Shaking palsy; trembles). Columbus M. J., 1893-1894, XII.

HOLM. — Par. agit. tarsager symptômer og Forlob. Copenhague, 1898, 7, R, IX.

JUDICE CABROL. — Caso de paralysia agit., pertubacôes psychicas accentuadas Méd. contemp., Lisb., 1895., XIII.

JOHNSTON. — Posthémiplégie par. agit., Lancet, London, 1895, II.
— Clin. journ. Lond., 1896, VII.

OULMONT. — Etude clinique sur l'athétose. Thèse, Paris, 1876.

REYMOND. — Etude anat., physiol. et clinique sur l'hémionesthésie, l'hémichorée, etc. Thèse de Paris, 1876.

RICOUX. — Des hémitremblements præ et post-hémiplégiques. Thèse de Nancy, 1882.

ROUVILLOIS. — M. de Park, chez les enfants. Thèse, Lyon, 1898·

SANDER. — Thèse de Halle, 1894.

STEPHAN. — Les tremblements præ et post-hémiplégiques et leurs rapports avec les affect. cérébrales. Revue de Médecine. 1887.

TEISSIER. — Hémiathétose consécutive à une chorée post-hémiplégique. Lyon. Méd., 1881, n° 31.
— Pathogénie de la M. de Park., Lyon Méd., 1888.

TISON. — Athétose post-hémiplégique du membre inf. Gazette des hôpitaux, 1879, n° 11.

VESSELLE. — Forme rhumatismale de par. agit. Thèse de Lyon, 1881, n° 88.

VINCENT. — Thèse de Lyon, 1888.

WOLLENWEBER (Max.). — Thèse de Bonn. 1894.

TABLE DES MATIÈRES

www.ingramcontent.com/pod-product-compliance
Ingram Content Group UK Ltd.
Pitfield, Milton Keynes, MK11 3LW, UK
UKHW022313070726
13614UKWH00002B/702